U0214042

痛みをやわらげる科学

下地恒毅　SBクリエイティブ株式会社　　2011

著 者 简 介

下地恒毅

　　历任新潟大学医学部教授、明尼苏达大学客座教授、纽约医科大学客座教授、伦敦大学客座教授，现任新潟大学名誉教授、NPO 标准医疗情报中心理事长、医疗法人爱德会理事长、医疗法人向仁会顾问、特定医疗法人昭爱会顾问、有限公司疼痛控制研究所所长及 4 种国际医学杂志编委。著有多本英文和日文专著。

Kunimedia 株式会社

　　内文设计、艺术指导。

高村 Kai

　　插图绘制。

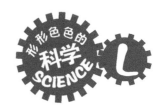

远离疼痛！
缓解疼痛的科学

〔日〕下地恒毅/著

李 隽/译

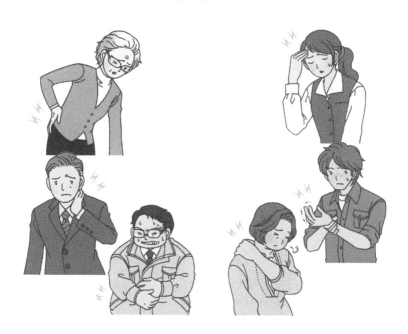

科学出版社

北京

图字：01-2013-1068号

内 容 简 介

"形形色色的科学"趣味科普丛书之全新系列"生活科学馆"闪亮登场了！

头疼、牙疼、腰酸背疼……想必每个人都有过被各种疼痛折磨得痛苦不堪的经历。疼痛除了带给我们身体上的困扰，更给我们带来了精神上的紧张和压力。那么，我们应该怎样认识疼痛、对付疼痛呢？本书将为你揭开疼痛的本来面目，探究各种疼痛的机制与最新应对方法，让你远离疼痛、身心轻松！

本书适合热爱科学、热爱生活的大众读者阅读。

图书在版编目（CIP）数据

远离疼痛！缓解疼痛的科学 /（日）下地恒毅著；李隽译.
—北京：科学出版社，2014.6（2020.1重印）
（"形形色色的科学"趣味科普丛书）
ISBN 978-7-03-040169-4

Ⅰ.远… Ⅱ.①下… ②李… Ⅲ.①疼痛-防治-普及读物
Ⅳ.R441.1-49

中国版本图书馆CIP数据核字（2014）第047416号

责任编辑：徐 莹 杨 凯 / 责任制作：胥娟娟 魏 谨
责任印制：张 伟 / 封面制作：铭轩堂
北京东方科龙图文有限公司 制作
http://www.okbook.com.cn

科 学 出 版 社 出版
北京东黄城根北街 16 号
邮政编码：100717
http://www.sciencep.com

北京虎彩文化传播有限公司 印刷
科学出版社发行 各地新华书店经销
*
2014 年 6 月第 一 版 开本：A5（890×1240）
2020 年 1 月第二次印刷 印张：6 1/4
字数：150 000
定 价：45.00 元
（如有印装质量问题，我社负责调换）

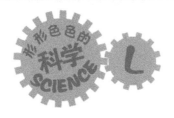

感悟科学，畅享生活

如果你一直在关注着"形形色色的科学"趣味科普丛书，那么想必你对《学数学，就这么简单！》、《1、2、3！三步搞定物理力学》、《看得见的相对论》等理科系列图书和透镜、金属、薄膜、流体力学、电子电路、算法等工科系列图书一定不陌生！

"形形色色的科学"趣味科普丛书自上市以来，因其生动的形式、丰富的色彩、科学有趣的内容受到了许许多多读者的关注和喜爱。现在"形形色色的科学"大家庭除了"理科"和"工科"的18名成员以外，又将加入许多新成员，它们都来自于一个新奇有趣的地方——"生活科学馆"。

"生活科学馆"中的新成员，像其他成员一样色彩丰富、形象生动，更重要的是，它们都来自于我们的日常生活，有些更是我们生活中不可缺少的一部分。从无处不在的螺丝钉、塑料、纤维，到茶余饭后谈起的瘦身、记忆力，再到给我们带来困扰的疼痛和癌症……"形形色色的科学"趣味科普丛书把我们身边关于生活的一切科学知识活灵活现、生动有趣地展示给你，让你在畅快阅读中收获这些鲜活的科学知识！

科学让生活丰富多彩，生活让科学无处不在。让我们一起走进这座美妙的"生活科学馆"，感悟科学，畅享生活吧！

前　言

　　说到"疼痛"，其实疼痛的内容是多种多样的。从身体的疼痛到可称之为心理疼痛的烦恼、焦虑紧张、高度压力等。此外，还包括麻痹等与身体的疼痛无法分割开来的异常感觉、身体疲倦、大手术之后的无助感和痛苦等。

　　这些感觉都是病理性的疼痛感觉，是通过神经产生的。末梢神经接收这些感觉，在脊髓进行调制，并将该信息传到脑中，丘脑将这些信息中转后传给大脑皮层，在大脑边缘系统让人感觉到痛苦，接下来传递到脑中心深部的下丘脑，造成自律神经和荷尔蒙的病态，从而影响全身。

　　疼痛和烦恼、焦虑紧张、高度压力等都会降低身体的痛阈值从而对疼痛变得敏感、增加疼痛程度，有时会使本来正常的身体部位也产生新的疼痛。

　　疼痛的感觉，本来是用来将病态的异常信号传递到大脑回避伤害，是生命体具备的警报装置。但疼痛一旦进入病态，会反过来使人和动物痛苦。疼痛本身会变成病态的根本。这就好像免疫机构异常亢进会对人体产生伤害一样。

身体的疼痛对谁来说都是痛苦的。心理的疼痛也是痛苦的，并且是不愉快的。不愉快持续则身心都无法正常发挥功能。若能在短期间内避免不愉快，则身心的功能就能恢复正常。如不能避免或持续这种状态，受伤害的身心功能就很难恢复到正常状态。疼痛是会被记忆的，这是产生种种恶性循环的原因。

那么，疼痛到底是什么呢？现代医学究竟对此了解多少呢？疼痛的原因是什么呢？疼痛为什么会使人痛苦呢？疼痛是如何在大脑中作为疼痛被感受到的呢？

常言道"病由心生"。焦虑和压力会产生疼痛、会助长疼痛，这是为什么呢？身体的疼痛和心理的疼痛有什么关系呢？即使没有意识也会感觉到疼痛吗？疼痛有哪些种类呢？

在第1章和第2章中我会对意识和感情、意识和自律神经的关系等问题进行说明，包括已经明确和尚未明确的。

引起疼痛的疾病都有什么呢？在第3章中，我将对实际临床中常见的、引起疼痛的疾病分别进行说明。

那么，实际上应该如何界定疼痛的程度呢？有没有能去除疼痛的办法呢？如何才能战胜身心的疼痛呢？在第4章中，我会从疼痛治疗师的角度讲述治疗疼痛的方法、对身心的疼痛可以采取的态度和策略等。

只要我们活着，谁都会或多或少地感受到身心的疼痛。反过来说，疼痛正是人活着的证据。但是，我们应该如何来控制疼痛呢？

本书介绍了疼痛是什么、疼痛的原因、疼痛对健康造成的损害、实际产生疼痛的种种疾病、治疗的方法以及在平时生活中如何预防等。

严格地讲，本书并不是科学书籍，而是我基于50多年的临床经验，将科学上的事实尽量以通俗易懂的方式进行说明的书。

在书中，我会尽量避免使用医学用语，而使用日常的语言。当然一些地方不可避免地需要使用疾病名称和解剖名称。如果大家能从本书中对如何面对自己的身心疼痛得到某些启发，则是我的荣幸。

最后，向为编辑本书付出辛劳的益田贤治先生和石周子女士表示深深的感谢。

下地恒毅

目　录　CONTENTS

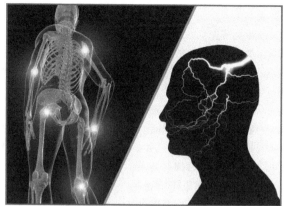

©Sebastian Kaulitzki-Fotolia.com　　©chrisharvey-Fotolia.com

CONTENTS

第1章

疼痛是什么?

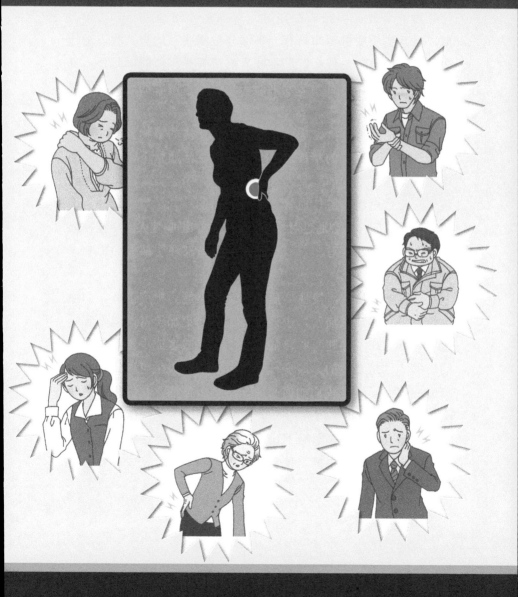

疼痛会破坏生物体的体内平衡

疼痛这个词通常多用于医疗领域中，但人们往往不清楚其究竟意味着什么。我们都知道，疼痛是伴随着痛苦的一种感觉，但其实质或机制却只有一小部分被阐明。这与"意识是什么？意识的机制是什么？"不被人们了解是相似的。此外，身心的疼痛和意识具有无法分割的关系，对于两者的关系我们会在之后解释。

疼痛是痛苦的，也是不愉快的。不愉快的事物会变成精神上的压力，不愉快的精神压力持续会使生活质量下降。持续的疼痛，会通过脑中的下丘脑引起自律神经系统异常。自律神经系统异常会引起心脏、血管、消化道等的功能障碍。此外，不愉快的感情持续，会通过对大脑边缘系统的影响使人产生精神症状。同样也会通过对脑干网状结构这个脑部深层部分的影响，使人产生失眠症状。

已有报告指出，慢性疼痛会造成工作能力极度下降。如果生活中没有疼痛或痛苦，也许人生会变得更加丰富，但是实际上不可能存在不伴随身心疼痛的人生。人或多或少都会有身心的疼痛，这是必然的。改变一下看法，也许人生可以说就是疼痛的持续。问题是我们如何来缓解并克服疼痛。我们需要借助医疗人士的力量，弄清疼痛的原因并克服它。

疼痛持续时，会影响下丘脑这个调节自律神经和荷尔蒙、位于脑下方的调节中枢，使身体丧失体内平衡，造成身心障碍的恶性循环（图1-1）。

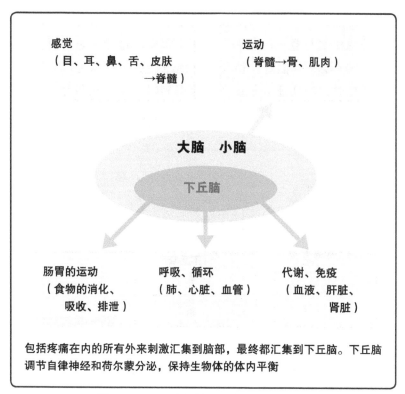

图1-1 下丘脑保持生物体的体内平衡

　　20世纪后期，缓解疼痛的方法飞速发展。在其发展的背后，是包括众多的基础研究人员和临床人员在内的前辈们的巨大努力。虽说疼痛的本质还没有被充分阐明，但一定会有缓解疼痛的方法。疼痛的种类是多样的，因此治疗的方法也是多样的。咨询专科医师，找到适合自己的方法，可以很好地对疼痛进行控制。

　　另外，疼痛与意识有很深的关系，与情绪也有密切的关系。如果觉得不安，则会处于对疼痛敏感的状态。反过来，如果精神上的紧张得到缓解，则痛阈值就会升高，即变得难于感觉到疼痛。此外，集中于做某件事情时，痛阈值也会升高。也就是说疼痛与意识的状态以及集中程度、精神状态都有很大关系（图1-2）。但是，谈及"疼痛是什么？意识是什么？"这个话题时，其实质和机制还没有得到阐明。疼痛和意识是个体性的，因此阐明其发生机制存在困难。

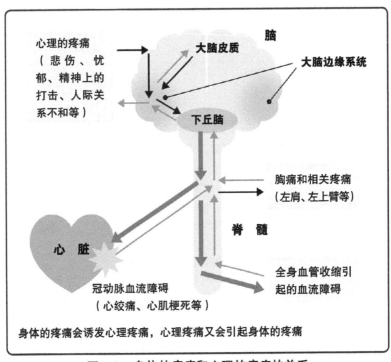

图1-2　身体的疼痛和心理的疼痛的关系

4

疼痛的物质是什么?

当身体有炎症、血液循环不良（缺血）、糖尿病或痛风等代谢性的疾病时，大脑会感觉到疼痛，这是因为有作用于神经末梢的**疼痛物质**存在。具体来讲，与神经末梢的疼痛**受体蛋白**结合而刺激疼痛神经的物质即为疼痛物质（**图1-3**），这是原本就在身体中的物质。

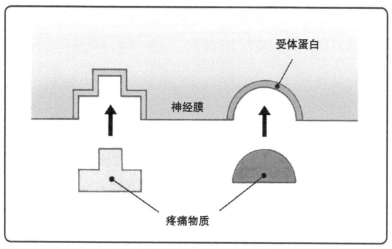

图1-3 疼痛物质和受体蛋白

这样的物质，已知的有组胺、前列腺素、血清胺、P物质、乙酰胆碱、钾离子、氢离子、乳酸、花生四烯酸、各种白细胞介素等。有炎症时这些物质会在组织中蓄积，刺激疼痛受体（如果将疼痛比喻成球，疼痛受体就类似于捕捉住该球的手套）。组织缺血时这些物质也会蓄积。此外，在各种代谢性疾病中引起疼痛的也是这些物质。另外，最近人们发现在细胞膜中大量存在的花生四烯酸的代谢产物是引起烫伤疼痛的原因物质，此研究成果备受注目。花生四烯酸似乎也是引起其他原因疼痛的物质，科研人员正在研发对该物质进行阻滞的药物[1][2]。这样的物质在神经末梢中作为疼痛物质起作用，也有在脑和其他组织中分别起其他作用的情况。

感觉疼痛的机制

作为感觉疼痛的机制，可以考虑神经生理学的机制和神经生物化学机制、病理学机制、心理学机制等。

此外，如果考虑时间性因素，疼痛可分为急性疼痛和慢性疼痛，其感觉疼痛的机制有所不同。

我们首先来思考割伤疼痛的神经生理学机制。假设皮肤被割伤，割伤使得感觉神经中比较粗的Aδ纤维受到机械性的直接刺激，在脑中感觉到好痛（表1-1）。接下来灼烧感会持续，这是因为细小的C纤维的终端受体与来源于皮肤损伤部位或血液中的疼痛物质相互作用（图1-4）。

如上所述，疼痛的感觉分为两种。慢性疼痛大部分是通过C纤维传导的。根据疾病种类不同，传导疼痛的神经也不同。Aδ纤维和C纤维两者传导疼痛的神经信息从脊髓后方（后角）进入脊髓。从脊髓后角进入的疼痛信息，被认为是通过谷氨

1) Patwardhan AM, Akopian AN, Ruparel NB, Diogenes A, Weintraub ST, Uhlson C, Murphy RC, Hargreaves KM, : Heat generates oxidized linoleic acid metabolites that activate TRPV1 and produce pain in rodents.J Clin Invest.2010; 120: 1617-26
2) Brown DA, Passmore GM,:Some new insights into the molecular mechanisms of pain perception.J Clin Invest.2010; 120: 1380-3.

酸这种化学递质而被传导到二级神经元的[1][2]。该刺激也被相同程度地传导到脊髓前方（前角）中的**运动神经元**中，引起肌肉收缩（图1-4）。因疼痛刺激将脚缩回就是这种反射在起作用。在反射中，也有到达脑的中心部位（脑干）并返回的反射。

表1-1　皮肤感觉的神经纤维分类

神经种类	功　能	直径/μm	传导速度/（m/s）
Aα	从肌纺锤向脊髓传导的信息支配骨骼肌肉的紧张，其中肌纺锤会因肌肉的收缩和松弛而兴奋	15	100
Aβ	触觉、压觉	8	50
Aγ	脑部传到肌纺锤的信息	5	20
Aδ	快速传导疼痛、温觉、冷觉	3	15
B	交感神经节前纤维（靠近脊髓）	<3	7
C	缓慢传导疼痛和痒的感觉，交感神经节后纤维(血管收缩、汗分泌等)	1	1

　　疼痛的神经信息经过在脊髓后角内的调制后（闸门控制学说，gate control theory）（图1-5），沿脊髓上行，到达大脑正中间的丘脑这个中转核，再次进行调制，然后在大脑皮质感觉区（躯体感觉区）感觉到疼痛。疼痛信息在到达大脑之前经过3个神经细胞（神经元）的中转（图1-4、图1-6）。其中，一个是神经末梢的Aδ纤维和C纤维等第1级神经元，其次是从脊髓后

1） Petrenko AB,Shimoji K.:A possible role for glutimate receptor-mediated excitotoxity in chronic pain.J Anesth.2001;15:39-48.
2） Petrenko AB,Yamakura T,Baba H，Shimoji K,;The role of N-methyl-D-aspartate (NMDA) receptors in pain:a review,Anesth,Analg,2003;97:1108-16.

角到丘脑的第2级神经元，另外一个是从丘脑到大脑皮质的第3级神经元。

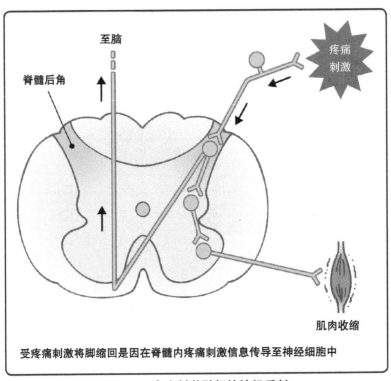

图1-4　疼痛刺激引起的神经反射

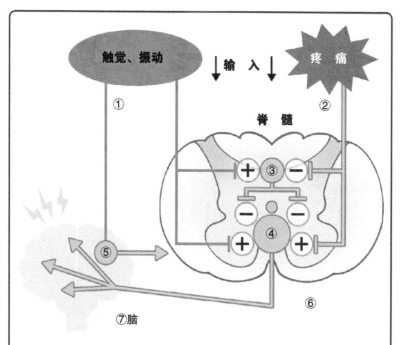

疼痛模式学说的一种。传导病理性疼痛的神经信号②进入脊髓内⑥，将疼痛信号传导至传导细胞④中，④将疼痛传导到脑的各个部位⑦。此时，传导触觉和振动等的神经信号①经由神经元③对传导疼痛的传导细胞④进行抑制。此外，①经过脑⑤对脊髓中的相关系统进行下行性控制。"＋"，"－"分别表示兴奋性的信号和抑制性的信号

图1-5 闸门控制学说

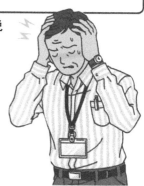

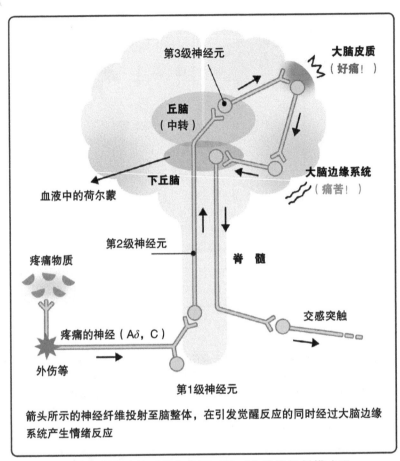

图1- 6　疼痛的受体和传导以及对大脑的投射模式图

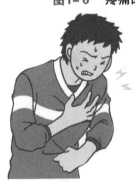

将疼痛传递到脑的两个途径

在前面介绍的神经元和神经元之间的突触处，化学递质进行信息传导（图1-7）。

传导疼痛的神经化学递质作用于脊髓后角内的第1级神经元和第2级神经元的神经接合部分，以及丘脑内的第2级神经元和第3级神经元的神经接合部分。化学递质是在神经细胞的连接处以及神经末梢的受体上起作用的化学物质。疼痛信息在神经纤维中的传导是通过电信号进行的（称之为**电传导**）。

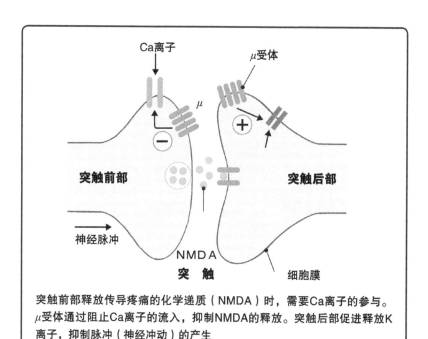

突触前部释放传导疼痛的化学递质（NMDA）时，需要Ca离子的参与。μ受体通过阻止Ca离子的流入，抑制NMDA的释放。突触后部促进释放K离子，抑制脉冲（神经冲动）的产生

图1-7 中枢神经（脑和脊髓）中的微小结构

相对于此，突触部分进行化学性的神经传导。这个原理类似于触觉、振动觉、压觉、温觉、冷觉等感觉。在脊髓中第1级神经元将疼痛信息传导到第2级神经元，在丘脑中第2级神经元将疼痛信息传导到第3级神经元，第3级神经元最终将疼痛信息传导到大脑感觉区（图1-8）。

另外，疼痛信息会同时传导到脑中心部的脑干网状结构（对于保持意识很重要的部位）和作为感觉中转核的丘脑中的非特异核（髓板内核）部分。进入到脑干网状结构内的疼痛信息会扩散到大脑整体而引发脑的兴奋（觉醒、紧张）。

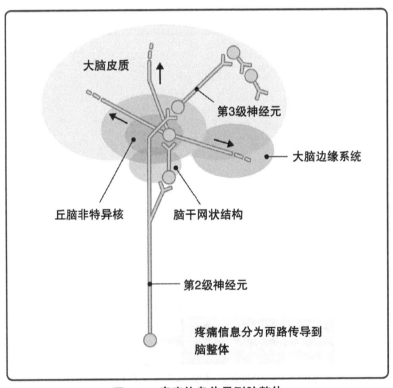

图1-8　疼痛信息传导到脑整体

疼痛信息会从丘脑的非特异核投射到大脑皮质深处的**大脑边缘系统**,产生痛苦。也就是说,疼痛的感觉与其他感觉不同的地方在于感觉到疼痛的同时会感觉到不愉快或痛苦。

并且,疼痛的刺激也会作用于脑底下丘脑的自律神经中枢,造成交感神经兴奋、末梢血管收缩、血压上升,呼吸变快变浅。末梢血管收缩,组织会处于缺血状态而使**乳酸**堆积,产生肌肉酸痛(肌强直)。此时的疼痛感觉,是在感觉到疼的同时伴随着肌肉紧张和不愉快、痛苦的情绪,会影响呼吸和循环系统。

 ## 疼痛为什么是痛苦的?

疼痛为什么是痛苦的?这是因为处于大脑深处的**大脑边缘系统**受到刺激,而大脑边缘系统是愉快或不愉快的中枢。说起来很简单,其原理却并没有被阐明。通过用药物控制意识,可以人工地诱导出虽感觉到疼痛但不会觉得痛苦的状态。

著名的女性神经生理学家Brazier进行了这样的试验[1]。给与被试验对象服用少量的睡眠药巴比妥,使被试验对象处于没有睡着并能够回答问题的状态。在这种状态下施加疼痛刺激,观察被试验对象的反应。

在这样的状况下,被试验对象说"医生,我感觉到疼,但我不在意"。通过这个试验,Brazier在人体的临床试验中证明了在充分平静的状态下,即使感觉到疼痛也不觉得痛苦。

巴比妥是一种安眠药,量少时可以起到镇静剂的作用。只有在具备下述条件时才会因疼痛感觉到痛苦,即具有意识、具有

---

1) Brazier MA: Role of the limbic system in maintence of consciousness. Anesth Analg. 1963; 42: 48-51.

能够将疼痛作为一种感觉感受到的脑结构、具有能感受到疼痛的神经元（神经细胞）、能将该信息传导到掌管情绪的神经细胞，或传导至其网络结构。

其实这还不充分，只有意识清晰并且其中所有神经元都正常运作时，我们才能感觉到痛苦。如果某处神经元的作用受到抑制或者产生障碍时，就有可能不会感觉到痛苦。能够感觉到疼痛是痛苦的，这是正常的脑功能得以保持的证据。

在Brazier的试验中，巴比妥具有抑制大脑边缘系统的功能，其结果就是没有产生疼痛刺激引起的痛苦。也就是说，即使有意识，如果大脑边缘系统受到抑制，也不会感觉到疼痛是痛苦的（图1-9）。

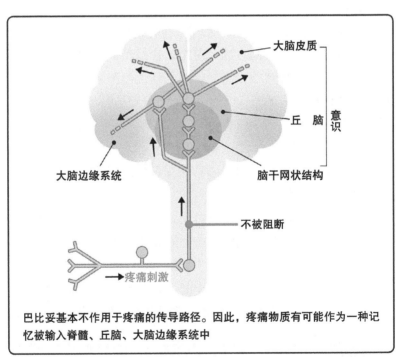

巴比妥基本不作用于疼痛的传导路径。因此，疼痛物质有可能作为一种记忆被输入脊髓、丘脑、大脑边缘系统中

图1-9 巴比妥主要作用于脑干网状结构、大脑皮质、大脑边缘系统

疼痛是心理作用吗?

如前所述，感觉到疼痛的部分是大脑皮质中的感觉区（中枢）。但是，因疼痛感觉到痛苦的并不只是大脑皮质感觉中枢，大脑边缘系统也参与其中，两者的交互是必需的。在交互中，由于会对照过去的经验，所以疼痛的程度和性质会不同。这里有一个前提，就是**具有意识**。如果没有意识，则既不会感觉到疼痛也不会感觉到痛苦。

掌管意识的重要部位是脑中心部的**脑干网状结构**。此外，将疼痛的感觉传导到大脑皮质的中转核是在脑部深处的**丘脑**。丘脑中，具有只将疼痛感觉传导到大脑皮质的**特异核**，以及将疼痛的感觉传导到**大脑边缘系统**以及脑整体的**非特异核**。因此，感觉到疼痛并认为其是痛苦的，不单需要大脑皮质感觉区正常工作，大脑边缘系统和丘脑、脑干网状结构的功能以及传导至此的刺激传导（电性）和化学传递也必须是正常的。此外，感觉到痛苦并对此产生什么样的行动，与处于大脑皮质感觉区前方的额前区的控制中枢以及大脑皮质运动区相关。

✪ 思考"被咬过的小指很痛"

日本有一首名为《小指的回忆》的歌，其中一句歌词是"被你咬过的小指很痛"。"被你咬过的小指很痛"不只是疼痛，还有被你咬到时的开心回忆及之后离别时的痛苦，也就是心的痛苦。此外，小指疼痛感觉的受体应该是正常运作的。同时，被咬时的疼痛神经也是正常运作的，在脊髓后角的中转核中被调制和控制。

也就是说，大脑皮质感觉区感觉到"被你咬过的小指很痛"，同时在大脑边缘系统中感觉到开心。换言之，被咬时参与其中的不只是大脑皮质感觉区，还有大脑边缘系统、从脑中心部的中脑导水管周围灰质至脊髓的下行性疼痛控制系统（图1-10）。此时可能分泌了很多脑内类鸦片物质和其他抑制性的化学递质。

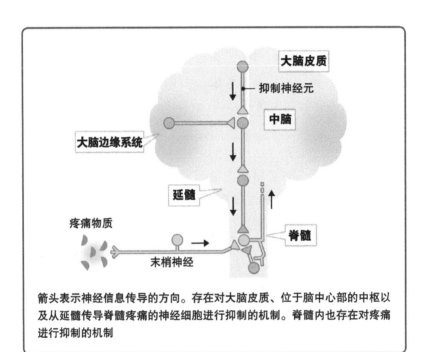

箭头表示神经信息传导的方向。存在对大脑皮质、位于脑中心部的中枢以及从延髓传导脊髓疼痛的神经细胞进行抑制的机制。脊髓内也存在对疼痛进行抑制的机制

图1-10 脑和脊髓中本来具备的内因性疼痛抑制系统

可以做如下设想，下丘脑通过自律神经使副交感神经兴奋，从而抑制交感神经的活动。从丘脑向血液中分泌大量的荷尔蒙、调节脊髓疼痛感觉的闸门应该也受到了该下行性疼痛控制系统的影响。如上所示，感觉疼痛不只是大脑皮质感觉区的功能，还需要大脑整体的功能正常以及整体功能的有机结合。疼痛是随时间变化的（图1-11）。

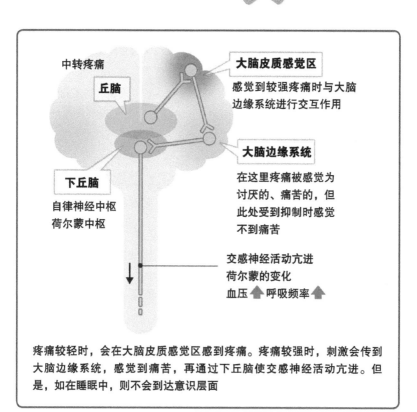

中转疼痛

丘脑

下丘脑

自律神经中枢
荷尔蒙中枢

大脑皮质感觉区

感觉到较强疼痛时与大脑
边缘系统进行交互作用

大脑边缘系统

在这里疼痛被感觉为
讨厌的、痛苦的,但
此处受到抑制时感觉
不到痛苦

交感神经活动亢进
荷尔蒙的变化
血压 ⬆ 呼吸频率 ⬆

疼痛较轻时,会在大脑皮质感觉区感到疼痛。疼痛较强时,刺激会传到
大脑边缘系统,感觉到痛苦,再通过下丘脑使交感神经活动亢进。但
是,如在睡眠中,则不会到达意识层面

图1-11 脑感受到疼痛时会引发的情况

此时的疼痛记忆被保持在大脑边缘系统中,通过大脑整体功能输出这些记忆,引发痛苦、丧失感、甜蜜回忆来动摇心境,同时产生愉快与不愉快这两种情绪。因此,也可以说疼痛是心理活动(图1-10、图1-12)。

反过来说,心理活动不只是脑,而是身体整体功能的有机联系,或者说是对身体机能的控制。但是,其详细的机制还没有被阐明。对于产生疼痛感觉和产生情绪的意识机制,也有诸多假说,但也没有被阐明。

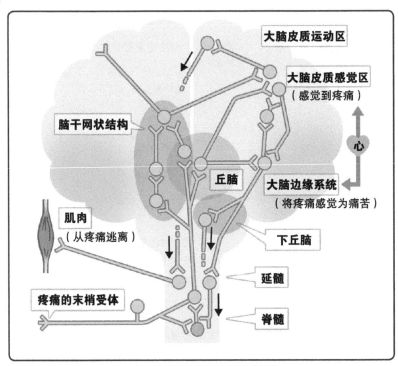

图1-12 疼痛是心理活动吗

无意识疼痛

意识存在时，疼痛刺激沿Aδ纤维和C纤维传入脊髓，然后沿脊髓上行至脑部，再经过中转核丘脑，在感觉中枢感觉到疼痛。但脸部的疼痛刺激是从支配面部的三叉神经入脑，下行到脊髓后再次入脑（图1-13）。

如前所述，疼痛只有在有意识的情况下才能感觉到。在用药物引起的人工性睡眠的状态下，人不会感觉到疼痛。但是，与自然睡眠的情况相同，虽然此时人感觉不到疼痛，但疼痛刺

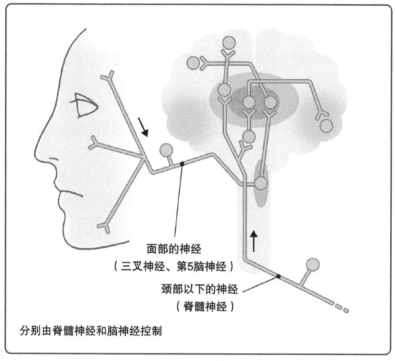

面部的神经
（三叉神经、第5脑神经）

颈部以下的神经
（脊髓神经）

分别由脊髓神经和脑神经控制

图1-13 颈部以下的疼痛神经和面部的疼痛神经

激还是会被传导到脑部。

　　麻醉药物对于脑的抑制机制根据药物种类不同而不同，甚至有时在将疼痛刺激传导到脑部之前反而有更大的反应。例如，在麻醉药氯胺酮引起的睡眠中，如果给予疼痛刺激或其他刺激，在脑部作为电信号被接收时，反而会检测到很大的脑电波反应。因此，这种麻醉药有时也被称为分离性麻醉药。

　　但是，只要处在药物作用下的无意识状态，人就不会感觉到疼痛。疼痛刺激很强时，有时人会反射性地移动身体，但是本人并没有意识到疼痛。

　　如上所述，也有即使脑感受到疼痛却不会到达意识层面的状态，我将此称为无意识疼痛。这种无意识疼痛有时会使大脑边缘系统或自律神经等变得兴奋。例如，氯胺酮会使大脑边缘系统和交感神经变得活跃，即使疼痛刺激向大脑的传导保持得很充分，也不会反映在意识中。

慢性疼痛持续时，自然睡眠中虽没有意识，却可以观察到血压变高、出汗变多、身体活动的状态。但是，因没有意识，这期间不会感觉到疼痛（图1-11）。

但是，我认为这种无意识疼痛会被记忆，从而使人疼痛的恶性循环增大。有关这一点的研究还没有开始，但在我进行的研究中暗示了这一点[1][2][3]。这表明疼痛应在早期进行治疗（图1-11）。

身体中存在抑制疼痛的机制——上行性和下行性的疼痛抑制系统

在前面介绍的闸门控制学说中，上行至脑的疼痛信息在脊髓接受调制，并得到抑制。这是上行性疼痛抑制系统的一部分。对于疼痛的抑制，在脑部的丘脑、大脑皮质中也在进行。

另外，对脑至脊髓的下行性疼痛进行抑制的机制在动物和

1） 下地恒毅著《意识的发展和意识障碍》．武下浩、竹内一夫、加藤浩子编著《关于脑死判断标准——特别是小儿脑死》真兴交易出版，东京，2009，p20~p29。

2） Shimizu M, Yamakura T, Tobita T, Okamoto M, Ataka T, Fujihara H, Taga K，Shimoji K, Baba H: Propofol enhances GABA(A) receptor-mediated presynaptic inhibition in human spinal cord.Neuroreport.2002; 13: 357-60.

3） Tanaka E, Tobita T, Murai Y, Okabe Y, Yamada A, Kano T, Higashi H, Shimoji K.: Thiamylal antagonizes the inhibitory effects of dorsal column stimulation on dorsal horn activities in humans.Neurosci Res.2009; 64: 391-6

人体中也存在[1][2][3]。1975年，苏格兰的Kosterlitz等成功地对脑啡肽这种脑内类鸦片物质（麻药性物质）进行了提取和鉴定[4]。此外，关于本来就存在于体内的内因性镇痛机制和下行性镇痛机制的研究[5]也在加速进行中（图1-10）。

笔者在后文中会介绍利用这些疼痛抑制系统来治疗具有慢性疼痛的疾病的方法。其生理机制也会逐渐变得明确。

日语中有"心中镇定则火也是凉的"、"着火时踩到钉子也不疼"的说法。此外，苏格兰的探险家大卫・立文斯顿（图1-14）

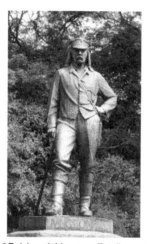

©Reisbegeleider.com-Fotolia.com

图1-14 大卫・立文斯顿像

1）Reynolds DV: Surgery in the rat during electrical analgesia induced by focal brain stimulation. Science.1969; 164: 444-5.

2）Shimoji K, Asai A, Toei M, Ueno F, Kushiyama S: [Clinical application of electroanesthesis, 1.Methos].Masui.1969; 18: 1479-85.

3）Shimoji K, Higashi H, Terasaki H, Kano T, Morioka T: Physiologic changes associated with clinical electroanesthesa.Anesth Analg.1971; 50: 490-7.

4）Hughes J, Smith TW, Kosterlits HW, Fothergill LA, Morgan BA, Morris HR: Identification of two related pentapeptides from the brain with potent opiate agonist activity.Nature.1975; 258: 577-80.

5）Noguchi R, Hamada C, Shimoji K: PAG stimulation does not affect primary antibody responses in rats.Pain, 1987; 29: 387-92.

描写了在非洲探险时被狮子咬到左手的情况，他在被狮子咬到时完全没有感觉到疼痛。幸运的是同伴开枪射杀了狮子，大卫·立文斯顿拣回了一条命。

这种情况可以认为是下行性疼痛抑制系统全力运行的结果。在临床上使用的经皮神经电刺激和硬膜外脊髓电刺激疗法、脑电刺激法、针灸镇痛等都是通过控制下行性抑制系统而起作用的[1]。

1） Shimoji K, Ito Y, Oama K, Sawa T, Ikezono E. : Presynaptic inhibition in man during anesthesia and sleep.Anesthesiology.1975; 43: 388-91.

第2章

疼痛是对人体
最大的有害压力

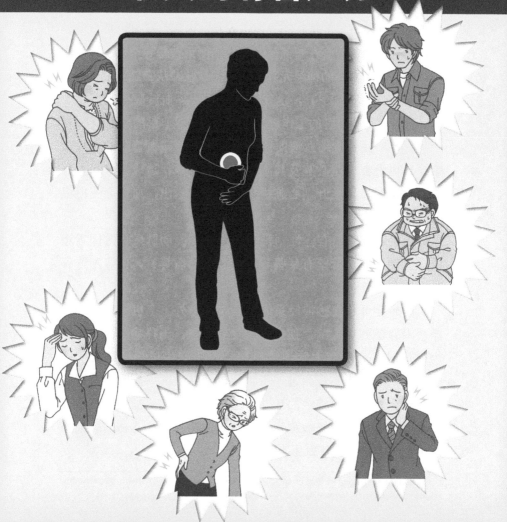

疼痛压力通过交感神经活动引发心脏和血管功能障碍

接下来我们从心脏功能和血压等方面，观察持续的疼痛对身体造成的危害。

急性的疼痛刺激首先会刺激末梢神经中比较粗的Aδ神经。该刺激通过神经传导，从脊髓脊根进入脊髓内部，在脊髓后角接受各种调制。该刺激会在一部分脊髓中的侧角被传导至交感神经的神经元，交感神经的神经元兴奋，该刺激脉冲从脊髓前根出来，使血管收缩（图1-2），这是一种反射[1]。血管收缩则血压上升，血压上升则心脏的工作量增加，从而加重心脏的负担。

此外，血管收缩血液的流量也会减少，即血管中的血液量减少，血液被压至心脏及其附近的大血管中，造成心脏和大血管的负担。血压上升，心脏拼命要将血液送出，血压会变得更高（图2-1）。

如血管变软而有弹性则没有问题，如因动脉硬化等因素造成血管硬化或血管壁有某些异常（如动脉瘤等），则该部分有时可能发生破裂。

疼痛会引起交感神经系统兴奋还有另外一个机制。疼痛刺激会沿脊髓到达大脑，使大脑感觉到疼痛。当疼痛刺激被感觉为疼痛时，会刺激大脑边缘系统，从而产生讨厌的情绪（感情）。大脑边缘系统会进一步刺激位于脑底部下丘脑的自律神经中枢，增加交感神经的活动，造成全身的交感神经兴奋。交感神经的末梢会分泌被称为**儿茶酚胺**的荷尔蒙。儿茶酚胺会作用于全身的血管而使血压上升。

---

1) Nordin M and Fagius J:Effect of noxious stimulation on sympathetic vasoconstrictor outflow to human muscles. J Physiology 1995; 489:885-894.

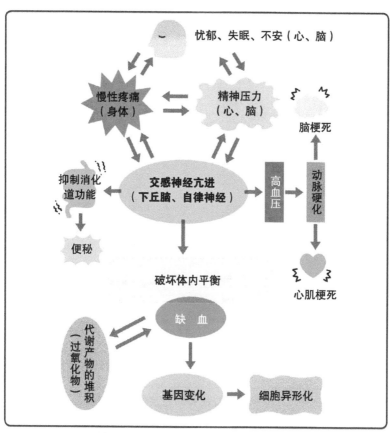

**图2-1　慢性疼痛、压力、交感神经过敏症、忧郁、失眠，
这些会相互助长而对身心造成恶劣的影响**

下丘脑也是分泌荷尔蒙的中枢，下丘脑兴奋会使副肾髓质的儿茶酚胺细胞分泌儿茶酚胺荷尔蒙，使副肾皮质分泌称为可的松的压力荷尔蒙。这些荷尔蒙会使血管进一步收缩，血压上升[1]，如图2-2所示。

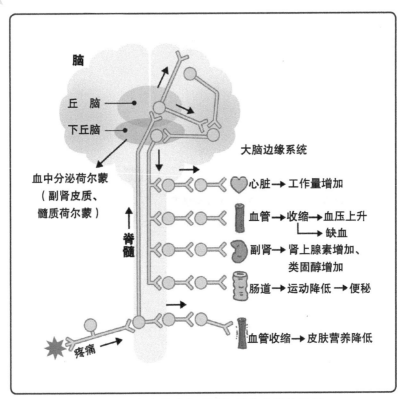

图2-2　疼痛造成交感神经过度亢进的机制

疼痛压力使皮肤血流降低

　　之前介绍了慢性疼痛持续时会造成交感神经亢进、血液流动变差，特别是皮肤的血管容易受其影响。患有慢性疼痛的人，其疼痛部位的皮肤颜色不好。疼痛使皮肤血流降低的机制如图2-3所示。

　　慢性疼痛刺激使末梢血流降低、皮肤的温度降低，稍有润

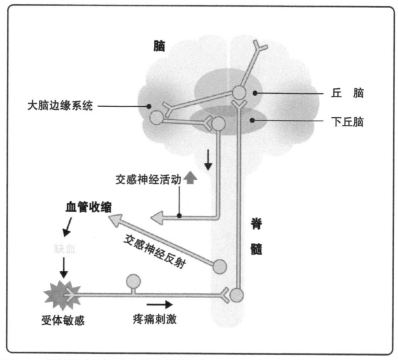

图2-3 持续的疼痛刺激会使交感神经亢进，由此造成缺血，对疼痛刺激敏感

滑。这是因为交感神经兴奋，血管收缩而造成血流减少。此外，交感神经兴奋会促进汗水的分泌，因此皮肤变得湿润。也就是说，皮肤会变冷变湿。身体的一部分持续这种状态时，皮肤的营养变差、逐渐变薄，从外观看会觉得皮肤薄而发光。外伤等有时会造成身体的一部分发生这种病性状态，将此称为灼痛或复合性局部疼痛综合征（CRPS）。除了外伤，其他疾病也会引起这种病态。

局部发生的交感神经紧张不局限于局部，范围会逐渐变广。局部的疼痛刺激会造成相同脊髓高度（脊髓分节）的交感神经的反射性兴奋（图2-2、图2-3、图2-4）。

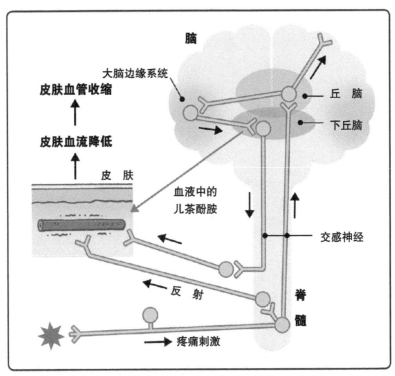

图2-4　交感神经亢进会造成皮肤血管收缩

该反射逐步波及周围的交感神经。疼痛刺激会沿脊髓上行，刺激脑底部下丘脑的自律神经中枢，造成全身交感神经活动紧张，导致心脏的疼痛与不安、紧张，稍许压力也会造成全身或局部的交感神经亢进。特别容易受其影响的是心脏和皮肤的营养血管。因此，持续的疼痛不只对循环系统不好，对皮肤也不好（图2-5）。

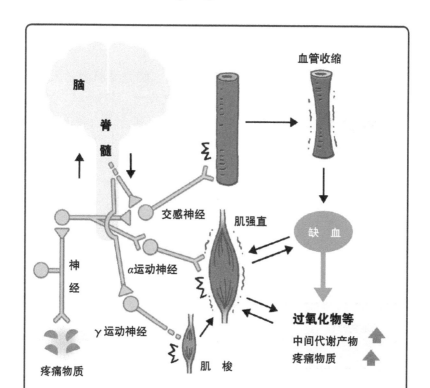

图2-5 疼痛刺激造成的交感神经亢进使末梢疼痛恶性循环

 # 疼痛压力通过交感神经造成肌肉僵直

交感神经紧张造成末梢血流降低而氧气不能充分供给、葡萄糖不能被分解为水和二氧化碳、乳酸等，中间代谢产物蓄积。乳酸等蓄积会过度刺激肌肉，使肌肉收缩异常。头部、颈部酸痛以及腰痛、手脚的酸痛等很多时候就是这样发生的（图2-6）。通过扩张血管改善血流，这种症状就会消失。当改善血流也无法消除症状时，应考虑其他原因。通过疼痛刺激使肌肉过度收缩僵直时，也会刺激刺激交感神经，产生恶性循环（图1-2、图2-5）。

肩膀酸痛、颈部疼痛和腰痛、头痛（特别是肌肉紧张性头痛）也是因为存在由疼痛引起的交感神经紧张。反过来，交感神经紧张又会引发慢性疼痛，形成恶性循环。因此，需要尽早在某处切断该恶性循环（图2-5、图2-6）。

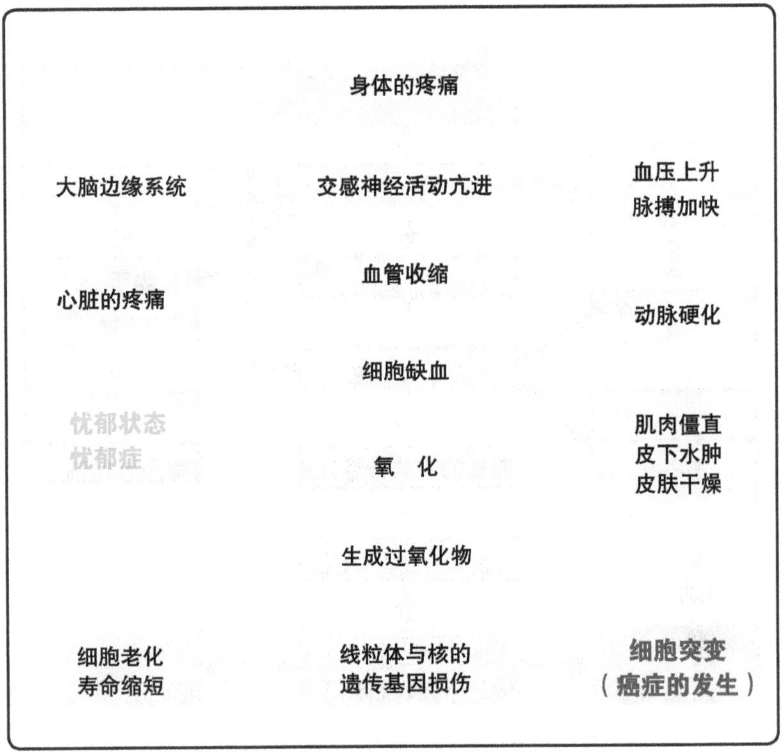

身体的疼痛

大脑边缘系统	交感神经活动亢进	血压上升 脉搏加快
心脏的疼痛	血管收缩	动脉硬化
	细胞缺血	
忧郁状态 忧郁症	氧　化	肌肉僵直 皮下水肿 皮肤干燥
	生成过氧化物	
细胞老化 寿命缩短	线粒体与核的 遗传基因损伤	细胞突变 （癌症的发生）

图2-6　疼痛压力的恶性循环

疼痛压力会造成忧郁症

疼痛的刺激会造成不愉快的情绪波动，这在前面已经介绍过了。不愉快的症状持续会使该刺激从大脑边缘系统传递到大脑整体，引发忧郁症，其中慢性疼痛造成的压力是一个很大的原因。此外，不安和压力会提高肌肉的紧张程度，产生慢性疼痛（头痛和肩膀酸痛、腰痛等），引发交感神经过度紧张（图1-2、图1-6、图2-2、图2-3）。

身体的疼痛和忧郁这种心理的疼痛会在大脑边缘系统汇合并扩散到脑整体，进一步助长忧郁状态，成为神经焦虑症的原因。大脑边缘系统与自律神经中枢有密切的神经联络，会引发交感神经的异常兴奋和交感神经的紧张状态[1]。忧郁产生的原因包括由生离死别造成的心理伤痛、人际关系压力、工作失败引起的心理伤痛、环境的巨大变化引起的压力等，当在此之上附加身体的痛苦时，其压力更是倍增。

哈佛大学附属麻省总医院（MGH）的调查表明，患有慢性疼痛的人多少都有某种忧郁症，忧郁症会加剧慢性疼痛。也就是说，疼痛是不愉快的感情状态，而不愉快的感情状态会使疼痛加剧，两者是无法切割的关系。此外，患有慢性疼痛的人患神经疾病的几率是普通人的3倍。

马约诊所的研究表明，忧郁症患者中多数都患有某种慢性疼痛，特别是头痛和背部疼痛[2]。从作者的经验来看，患有慢性疼

1） Carney RM, Freedland KE, Veith RC: Depression, the Autonomic Nervous System, and Coronary Heart Disease.Psychosom Med.2005; 67: S29-33.
2） Martens EJ, Nykl? cek I,Szab? BM,Kupper N, Depression and anxiety as predictiors of heart rate variability after myocardial infaretion.Psychol Med.2008 Mar; 38(3); 375-83.Epub 2007 Nov8.

痛的患者约30%患有忧郁症。因此，当疼痛是忧郁的原因时，应把治疗的焦点放在去除疼痛上；当疼痛的原因是忧郁时，应与神经科、心理内科、神经内科协作而进行疼痛的治疗；当并发疼痛和忧郁症时，需要两者同时进行治疗（图1-2、图1-11）。

疼痛会被记忆

在神经科学领域中，神经的可塑性（plasticity）这个说法经常被使用。在学习和记忆的机制中，神经的可塑性起到重要的作用。疼痛持续时，连传导疼痛的末梢神经（第1级神经元）受体都会发生变化，因此在脊髓和脑中的突触部（神经与神经连接处的缝隙，进行神经的化学传导）发生的化学传导也会产生变化，由此神经网络（神经的网状结构）得以再构建，病性神经活动得以持续（图2-7）。

通过神经网络的再构建，神经的信息传导与原有的情况产生不同。在正常情况下，神经的可塑性变化是记忆和学习的神经生理学基础。疼痛也会引起神经的可塑性变化，即疼痛在中枢神经（脑和脊髓）中被记忆（图2-7）。

如上所述，疼痛的记忆是在人体中较早期产生的[1][2]。

在这些研究中，产生了先行镇痛的概念，此概念在临床中也得到了应用[3][4]。例如，为了控制手术操作引起的疼痛刺激，使

1） Descalzi G, Kim S, Zhuo M, : Presynaptic and postsynaptic cortical mechanisms of chronic pain.Mol Neurobiol.2009; 40: 253-9.

2） Shyu BC, Vogt BA,:Short-term synaptic plasticity in the nociceptive thalamic-anterior cingulate pathway.Mol Pain.2009; 5: 51.

3） Aida S, Yamakura T, Baba H, Taga K. Fukuda S, Shimoji K:Preemptive analgesia by intravenous low-dose ketamine and epidural morphine in gastrectomy: a randomized double-blind study. Anesthesiology. 2000; 92: 1624-30.

4） Aida S, Fujihara H, Taga K. Fukuda S, Shimoji K,: Involvement of presurgical pain in preemptive analgesia for orthopedic surgery: a randomized double blind study.Pain.2000; 84: 169-73.

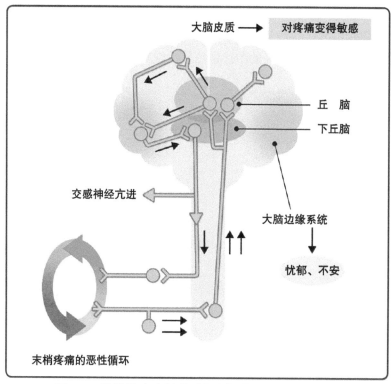

大脑皮质 ⟶ 对疼痛变得敏感

丘 脑

下丘脑

交感神经亢进 ←

大脑边缘系统

忧郁、不安

末梢疼痛的恶性循环

图2-7 持续性疼痛刺激引起中枢神经内的恶性循环

术后不发生疼痛，在手术前就应进行强力的镇痛处置。

　　研究发现疼痛会被记忆在脊髓、丘脑、大脑边缘系统的前扣带回部分，特别是在神经源性疼痛中，该病与疼痛紧密相关。此外，使神经化学传导物质中的谷氨酸受体敏感的，是脑由来神经营养因子（BDNF）等[1]。BDNF是脑神经营养中不可

1）Tsuda M, Masuda T, Kitano J, Shimoyama H, Tozaki-Saitoh H,Inoue K.: IFN-gammma receptor signaling mediates spinal microglia activation driving neuropathic pain.Proc.Natl Acad Sci USA. 2009; 106: 8032-7.

缺少的物质，同时与忧郁症、躁郁症、精神分裂症等相关[1]。

　　由此可知，疼痛需要在**早期阻滞**，使其不要陷入到之前介绍的恶性循环中。即疼痛的治疗也是预防性的治疗（图2-8）。

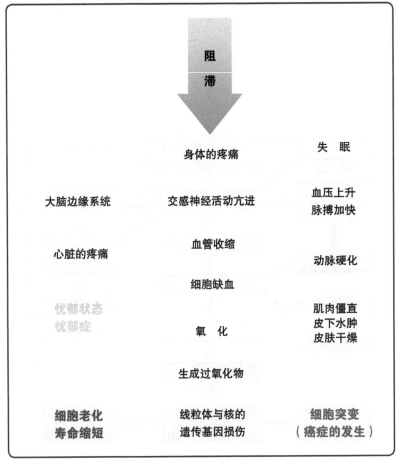

图2-8　阻滞疼痛的恶性循环

1）　Miyagawa K, Tsuji M, Fujimori K, Takeda H.: [An update on epigenetic regulation in pathophysiologies of stress-induced psychiatric disorders]、Nihon Shinkei Seishin Yakurigaku Zasshi, 2010; 30: 153-60(abstract)

第 3 章

代表性疼痛的
机制和应对方法

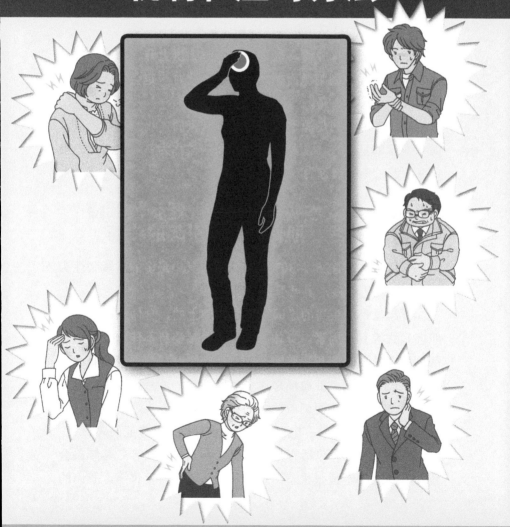

头为什么会痛?
——各种头部的疼痛

头痛（头的疼痛）并不是由脑细胞产生的。大脑皮质感觉区的脑细胞（神经元）会感觉到疼痛，但神经元自身发生病变时，却无法感觉到疼痛。除了特殊情况之外，它们只能接受到末梢神经传来的信息。特殊情况指的是表3-1所示的病变。

即使脑部长有肿瘤，也是因其引起脑压上升、脑膜（蛛网膜、硬脑膜）受到刺激而感觉到疼痛。此时一定会伴随其他症状，而不是只有头痛。

头痛中常见的是源于神经、肌肉紧张的紧张性头痛，以及源于血管的丛集性头痛和偏头痛。这些被称为原发性头痛。脑病变引起的头痛被称为继发性头痛。

原发性头痛——(1) 紧张性头痛：
神经、肌肉的紧张引起的头痛

据称日本人有25%~30%患有头痛，其中最多的是紧张性头痛。女性比男性多，多见于月经期间。

引起紧张性头痛的原因主要有精神上的、身体上的压力和肌肉紧张等复杂因素。身体上的压力包括姿势不佳和过度用眼等。特别是当眼睛和肩膀等部位压力集中时，其周围的肌肉会变得僵硬而引起血液循环恶化（肩膀酸痛），且肌肉中会聚集乳酸等疲劳物质从而刺激周围的神经，导致后头部的疼痛。多见于长时间面对电脑、电视、显示屏等仪器进行作业的人。

精神上的压力包括有担心的事和不安、烦恼等。其结果会使交感神经处于紧张状态，颈部和后头部的血管收缩，肌肉的

表3-1 头痛的特殊原因

① 癌症初期：刺激周围的神经或使血管梗塞、引发炎症时会产生疼痛。

② 代谢性疾病（糖尿病初期等）：随着糖尿病的恶化引起神经炎、血管变化时，产生疼痛和麻痹。

③ 循环型疾病（高血压等）：长期高血压会导致动脉硬化，使血液循环变差，手脚发生缺血性疼痛。

④ 抗原病（结缔组织病）：在由抗原抗体异常引起的自我免疫疾病中也有感觉不到疼痛的情况。风湿性关节炎会伴随疼痛。

⑤ 运动系统的神经顽症：肌萎缩侧索硬化症（ALS）、脊髓小脑变性症、帕金森病等运动系统疾病不伴随直接的疼痛。

⑥ 肾脏和肝脏疾病：在肾脏和肝脏等脏器中没有痛觉神经，因此不会感觉到疼痛。

⑦ 先天性无痛无汗症：由于遗传基因异常引起痛觉神经和支配汗腺神经的缺失，因此不会感觉到疼痛。

⑧ 休克症状：精神上及身体上的休克症状强烈时，会在一段时间内感觉不到疼痛。

⑨ 昏迷：存在重度的意识障碍时，对疼痛没有反应。

⑩ 深度睡眠：睡眠中没有疼痛。也有因巨大的疼痛而醒来的情况。

⑪ 全身麻醉和局部麻醉：用全身麻醉或局部麻醉药物阻滞神经传导和传递时，完全感觉不到疼痛。

⑫ 脑和脊髓、神经末梢的病变：神经的病变造成疼痛刺激传递不到大脑。例如，脑出血、脑梗死、脊髓出血、脊髓梗死或炎症等会引起疼痛刺激无法传递。

⑬ 采取外科手段切断疼痛传导途径的神经时：疼痛严重时，采取外科手段或化学方法切断神经，使患者感觉不到疼痛。

血流下降，肌肉变得僵硬并开始头痛。这种头痛与性格相关，越是认真的人，越容易产生这种症状。多见于女性，有时会持续数日至数周。

　　头痛的预防和治疗重点在于改善生活习惯。进行伸展体操或步行、适度的运动、按摩、泡澡等都会改善肌肉血流，使身心放松、减少压力。

　　治疗头痛，可以使用作用于脑而使肌肉放松的中枢性松弛剂和镇静剂等。当这种治疗无效时可以采取神经阻滞疗法，如对于后头部的疼痛进行后头神经阻滞（图3-1），阻滞疼痛神经、运动神经、交感神经的脉冲，从而抑制疼痛的感觉、放松肌肉、扩张血管改善血液循环。当后头部到后颈部疼痛严重时，可以进行颈部硬膜外阻滞（图3-2）。

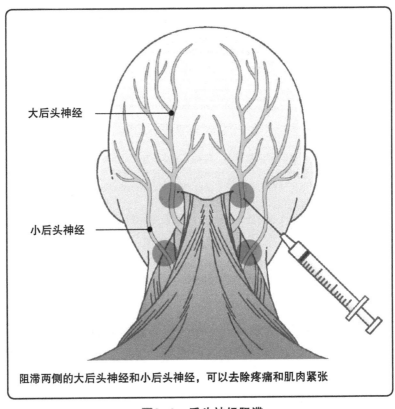

大后头神经

小后头神经

阻滞两侧的大后头神经和小后头神经，可以去除疼痛和肌肉紧张

图3-1　后头神经阻滞

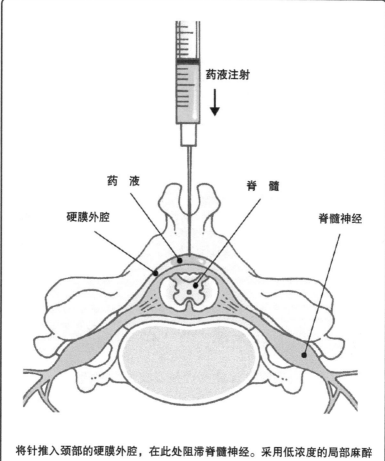

药液注射

药 液　　　　　脊 髓

硬膜外腔　　　　　　　　　脊髓神经

将针推入颈部的硬膜外腔，在此处阻滞脊髓神经。采用低浓度的局部麻醉药进行有选择性的神经阻滞。如对疼痛神经和交感神经、γ运动神经进行阻滞，从而缓解疼痛、增进血流、使肌肉松弛。炎症强时需要混合注入类固醇等。疼痛强烈时有时需要增加麻药剂量

图3-2　颈部硬膜外阻滞

症 例	压力引起的头痛和颈肩部疼痛

29岁，女性，影视公司职员

　　从几个月前开始出现疼痛、月经不调、花粉症、尿频等症状，特别是头痛严重。在某大学医院进行了头部CT检查，没有发现异常。服用止痛药后，疼痛在一定程度上得到了控制。

　　患者在担心之余到本科室就诊。在颈部至后头部可见强烈的肌肉紧张。从花粉症以及月经不调等症状来考虑，疑似与交感神经过度紧张有关系。因此，每周进行星状神经节阻滞并服用抗焦虑药和安眠药。此外，指导患者保持一定的生活规律。经过3周的治疗后，症状得到了控制。

　　本症例是因为工作原因造成紧张持续，因焦虑引发睡眠障碍、生活节奏混乱、压力上升而造成肌肉紧张，从而引起紧张性头痛。脑部有病变时，一定会伴随其他的神经症状（头晕、呕吐、手脚发麻、感觉异常等），因此这个症状完全不需要进行CT检查。

原发性头痛——（2）血管性头痛

　　血管性头痛是因血管过度扩张或收缩引起的头痛的总称（图3-3）。

⚡ **丛集性头痛（群发性头痛）**

　　该头痛的发病原因被认为是脑底下丘脑后部异常，但还不明确。由于内颈动脉周围的海绵静脉洞神经丛中的血清胺这种化学传递物质作祟而导致此类头痛。此外，研究认为头和面部的神经水肿是直接原因。而水肿的原因物质则被暗示为是血管活性肠多肽（VIP）等。

　　疼痛有时被患者称为"好像被恶魔袭击了一样，身体变得衰弱"。一直以来，疼痛与心肌梗死和尿路结石一起被称为三大剧痛。

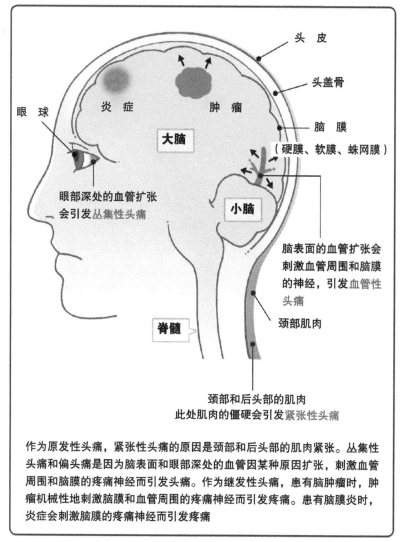

图3-3　原发性头痛的产生原因

这种头痛的特征是一年至数年发生一次，或在数月间每天的相同时刻发作。疼痛程度非常激烈，如在睡眠中发作则可能会产生睡眠恐惧症。眼部深处的疼痛较多，有时会伴有泪水和鼻水、瞳孔变小等自律神经症状。另外，在疼痛平息的间歇期，有时也有一定程度的头痛产生。

治疗疼痛可以使用英明格等曲坦类药物[1]。国外可以进行英明格的自我注射。日本从2008年起，自我注射被纳入了保险适用范围。也有其他的药物可以治疗头痛，但效果不明显。深呼吸或吸氧也有预防和治疗效果。头痛时严禁摄入酒精。

⚡ 偏头痛

偏头痛的特征是作为头痛的先兆会发生闪辉性暗点（光线闪烁的暗点）和畏光（通常的光线也觉得太耀眼）、声音敏感（通常的声音也觉得很吵）等特征。严重时会伴随恶心和呕吐。有时没有头痛也会产生上述症状。根据症状，日本将偏头痛分为有先兆偏头痛、先兆迁移型偏头痛、家族性偏瘫型偏头痛、基底动脉型偏头痛、非偏头痛型头痛、伴随突发性前兆的偏头痛这6种类型。

最新的研究表明，多种神经传递物质的受体与此相关。例如，降钙素基因相关多肽（CGRP）和谷氨酸、辣椒素（TRPV1）等的受体都是候补对象。也有遗传性的因素。

头痛发生时，大脑皮质产生蔓延性抑制，这被暗示为是偏头痛的原因。其中，蔓延性抑制是指化学物质等刺激大脑皮质时，神经细胞的离子平衡被破坏并缓慢蔓延到周边的现象。

作为预防手段，有避免过于劳累、减轻压力、转换心情、调整生活节奏、防止睡眠不足等。多喝咖啡等含有咖啡因的饮料、多食含维生素B2或镁的食物，如香草（洋蜂斗菜、夏白菊）等，也具有这样的效果。

1） Law S,Derry S, Moore RA.: Triptans for acute cluster headache.Cochrane Database Syst Rev.2010; (4): CD008042.

作为治疗手段，可以使用与神经递质血清胺协调作用的药物舒马曲坦来抑制血管的炎症。最近认为消炎镇痛药布洛芬[1]和阿司匹林[2]等也有效果。

此外，也有因食物引起偏头痛的情况。某些人在摄取红酒、奶酪、啤酒、巧克力等含有酪胺这种物质的食品时，会引发头痛。这些人是因为体内缺少分解酪胺的酶，但其详细机制不明。引发偏头痛的食品有冰淇淋、酸奶、陈旧奶酪、硬化的肉（热狗、培根、火腿、肉干等）、柑橘类、果仁类、谷氨酸、食品添加剂、咸菜、鸡肝、猪肉、鱼类、罐头中的石榴和蚕豆、番茄、咖啡因、亚硫酸盐、亚硝酸盐等。除此之外，引发偏头痛的还有一氧化碳和铅、强光、香水等。

上述头痛称为原发性头痛，与接下来要讲的继发性头痛不同，原发性头痛的特征是没有其他特别的神经症状并习惯性地反复发生。

继发性头痛

继发性头痛是在脑或其周边产生某种病变所引发的头痛。

例如，脑肿瘤刺激蛛网膜和硬膜、蛛网膜下出血等刺激蛛网膜引发头痛。此外，也有面部水肿时，三叉神经被刺激而引发头痛的情况。脑膜炎等也会刺激脑膜而引发头痛。在脑膜刺激引发的头痛中，最近备受关注的是低颅内压综合征。脑的单侧动脉炎在日本比较少见，但出现单侧搏动性头痛和视力异常时，需要去医院脑外科急诊。

1） Rabbie R, Derry S, Moore RA, McQuary HJ.: Ibuprofen with or without an antiemetic for acute migraine headaches in adults. Cochrane Database Syst Rev.2010; 10: CD008039.

2） Kirthi V, Derry S, Moore RA, McQuay HJ, : Aspirin with or without an antiemetric for acute migraine headaches in adults. Cochrame Database Syst Rev.2010; (4): CD008041.

原发性头痛的情况并不是很紧急，而继发性头痛多数很紧急，因此需要注意。继发性头痛中特别紧急的情况如**表3-2**所示。如发生了这样的头痛需要紧急赶往医院。

由脑部原因引发的身体疼痛被称为**丘脑痛**。这是因为脑梗死或脑出血使丘脑产生病变，在与麻痹相同的身体一侧产生疼痛。丘脑也会将痛觉中转，它向大脑皮质的第1感觉区传递疼痛的信息。目前还无法明确丘脑痛的产生机制。

在食物引发的头痛中，比较常见的是由**酒精**或过量饮酒引起的头痛，对此另行说明。除了酒精之外，也有人会因为食用巧克力、红酒、奶酪、冰淇淋等含有酪胺的食品引发头痛。保存剂的亚硝酸盐或化学调味料中所含的谷氨酸也会引发头痛。

表3-2　需要紧急应对的继发性头痛

蛛网膜下出血、硬膜静动脉瘤	至今没有经历过的剧烈头痛急性发生。有时伴随恶心和呕吐的情况。
脑出血	高龄者发生头痛时的首选原因。有时伴随恶心和呕吐，有时会出现类似癫痫发作的情况。
脑膜炎	特征是头痛和高烧。颈后部的肌肉变硬，反射亢进。晃动头部时头痛加剧。
外伤引起的头痛	因摔倒撞击头部，如头痛持续或感觉头重时需要注意。
脑肿瘤	特征是持续性的头痛。不需要紧急应对，但需要进行检查。

⚡ 酒精引发的头痛

先天性缺少分解酒精的酶的人即使摄入少量酒精也会产生头痛。酒精（乙醇）在肝脏中被乙醇脱氢酶（ADH）分解为乙醛，乙醛再被乙醛脱氢酶（ALDH）分解为乙酸，在TCA循环这个糖的分解过程中变成二氧化碳和水，通过呼气（肺）和尿排泄出去。日本人中有40%的人缺少ALDH，因此即使饮用少量酒精也会有面色潮红、心悸、恶心、头痛等症状。

　　代谢过程中出现的乙醛毒性很强，是醉酒和宿醉的原因。没有ALDH或者ALDH较少的人，乙醛会滞留或长时间滞留在体内，引起酒精性头痛。此外，ADH活性低的人，因乙醇滞留在血液和脑中不能被分解为乙醛，酒精引起的宿醉会一直持续。这样的人因喝酒而造成脑梗死的可能性是普通人的2倍。越是高龄者，ALDH和ADH的活性越低、功能钝化。脑神经细胞虽有酒精耐性，但有限度，ALDH和ADH与酒精耐性此消彼长。所以通常上了年纪之后对酒精的耐性会变弱。

　　预防酒精引发的头痛，应避免大量饮酒，饮酒时应用水稀释后慢慢饮用。虽然一边进食一边缓慢饮酒会使得酒精的吸收变慢，但进食过多会对胰腺造成负担，需要注意饮酒时控制饮食量。

　　宿醉时可多喝水使酒精更快地排泄。反之，洗澡则会减慢酒精的分解代谢。

◢ 精神性头痛

　　失眠、忧郁症、双极性障碍、精神分裂症等可能引发精神性头痛。原因尚未明确，可能有对药物的反应。

[专栏1]　人种和地域造成酒量大小不同

　　ALDH的基因多态性是与生俱来的，人种不同会造成其出现率不同。AG类型（不擅长饮酒的类型）和AA类型（不能饮酒的类型）在黄色人种中分别占45%和5%。与此相对，白人、黑人、澳大利亚原住民等都是GG类型（擅长饮酒的类型）。这里也存在地域差异，原田先生[1]指出，日本人中也有GG类型，在秋田县最多（77%），其次是岩手县、鹿儿岛县（71%）。GG的类型在中部地区、近畿地区、北陆地区较少，而东西

1）原田胜二《与酒精依赖症相关的ADH和ALDH》（2002年，分子神经医学），2;15-23

部、九州和东北则较多。GG类型最少的是三重县（40%），其次是爱知县（41%）。

GG类型的人虽能将乙醛很快分解，但乙醇会直接转移到脑部，他们也会醉酒，所以说醉酒与ALDH活性没有直接关系。据说GG类型的人患上酒精依赖症的概率是AG类型的6倍。日本的酒精依赖症患者约90%都是GG类型的人。

AG类型的人分解乙醛的能力弱，喝酒后容易长时间受乙醛的影响。这类人患上酒精性头痛的原因基本上就是乙醛。此外，AG类型的人容易因饮酒产生各种疾病。如咽喉癌、大肠癌等。在饮用相同量酒的情况下，AG类型的人患上酒精依赖症的概率较低，但还是比GG类型的更容易在短期间内患上酒精依赖症。因此酒精弱的人持续性饮酒很不好。

AA类型的人严禁饮酒。根据最近的研究，不只是ALDH，ADH也会改变酒精依赖症以及各种酒精性疾病的发病概率。在遗传学上，ALDH2缺损型和ADH1B低活性型是对酒精最弱的组合，日本人中有2%～3%属于这个类型。酒精的分解速度与年龄也有关，越是高龄者分解速度越慢。

[专栏2] 被动吸烟症和头痛

被动吸烟症是由被动吸烟引起的，是由日本禁烟学会和日本禁烟推进医师牙科医师联盟被动吸烟诊断基准委员会所命名的病症。

暴露在烟雾中会产生眼睛疼、刺痛等刺激症状；喉咙痛、咳嗽、哮喘等呼吸道症状；头痛等脑血管刺激症状，这称为急性被动吸烟症。不被动吸烟时不会产生症状或症状消失。反复暴露在被动吸烟环境里会成为再发性急性被动吸烟症，进一步恶化则会成为慢性被动吸烟症。

慢性被动吸烟症包括化学物质过敏症、特应性皮炎、支气管哮喘及恶化、心绞痛、心肌梗死、脑梗死、慢性阻塞性肺病、小儿肺炎、中耳炎、支气管炎、副鼻腔炎、身体发育障碍等。

慢性被动吸烟症的诊断标准是非吸烟者每周反复有1小时以上不可避免的被动吸烟，在24小时之内的尿中检测到可替宁（分解尼古丁时出现的物质）。此外，每天几分钟、连日有无法避免的被动吸烟时，也可能引发基于此的其他慢性症状。

此外，与慢性被动吸烟症同时发病的还有重度被动吸烟症。其症状为肺癌、子宫癌、白血病、副鼻腔癌、缺血性心脏疾病、婴幼儿猝死综合征、慢性阻塞性肺病、脑梗死、心肌梗死等。

脸为什么会痛？
——各种面部疼痛

头痛波及面部，就会引发面部疼痛。

面部疼痛中较多的是三叉神经痛、带状疱疹、带状疱疹后神经痛等。面部有眼、鼻、口、耳、牙齿、口腔、咽喉、唾液腺、颚关节、骨头等，因此对于面部疼痛，需要通过与分别的专科医师合作来进行诊断治疗。

⚡ 三叉神经痛

在吃饭或洗脸、刷牙时，半边脸上突然有非常强的电击式疼痛袭来。疼痛严重到无法洗脸和刷牙时，个人卫生会产生问题；严重到无法吃饭时，有时会产生营养障碍。

三叉神经是12对脑神经（不经过脊髓从脑直达体表的神经）中的第5对神经，分为3个神经分支，主要支配额头部分、上唇至眼睛部分、下唇至下颚部分的感觉。下颚神经中也混有一部分面部神经延伸过来的运动神经（图3-4）。

三叉神经在脑神经中比较特殊。它虽叫做脑神经，但传递疼痛的神经中转核在脊髓上方（被称为三叉神经脊髓核）。三叉神经痛的原因多是在脑深处神经延伸出来的地方由于动脉硬化等使弯曲的血管受到机械刺激而引发的，也有因肿瘤或其他病变压迫神经引发的。此外，也有因多发性硬化症等神经变性引发的情况。

作为治疗，可采取药物疗法、神经阻滞疗法、手术疗法等。作为药物疗法，可使用卡马西平、苯妥英等抗痉挛药物以及氯硝西泮等预防发作的药物。但大量用药时会因为药物的副作用产生头晕等症状，使用前需要咨询专科医师。

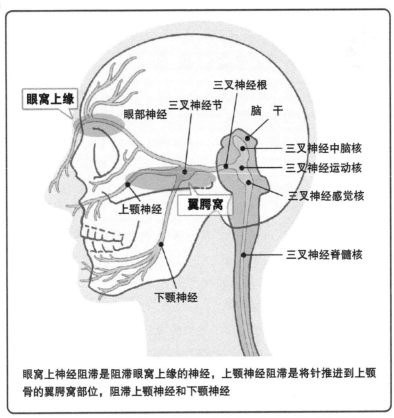

眼窝上缘

眼部神经　三叉神经节

三叉神经根

脑　干

三叉神经中脑核

三叉神经运动核

三叉神经感觉核

上颚神经　翼腭窝

三叉神经脊髓核

下颚神经

眼窝上神经阻滞是阻滞眼窝上缘的神经，上颚神经阻滞是将针推进到上颚骨的翼腭窝部位，阻滞上颚神经和下颚神经

图3-4　三叉神经及其3个分支，眼神经、上颚神经、下颚神经

　　在疼痛门诊主要进行神经阻滞疗法。这是使用麻醉药或神经破坏药物、热等一时或长期地钝化疼痛的方法。与手术疗法相比，阻滞疗法的好处是侵袭性（对身体的不良影响）小，缺点是疼痛在数月后有可能复发。此外，下颚神经支配着舌头前部约2/3的味觉和下颚的肌肉（咬肌）且与面部的运动神经混在一起，因此选择阻滞疗法时需要注意。

　　手术疗法是通过开颅手术解放受压迫的血管。该手术由匹兹堡大学的Janetta教授在世界上最先进行。在日本，福岛孝德

48

教授做得比较多。此疗法为侵袭性治疗，需要考虑年龄和疼痛的程度、复发等，来向患者进行推荐。

卡洛琳医学院脑神经外科的雷克赛尔教授发明了放射外科手术与伽马刀（γ刀）。使用γ刀的光束照射三叉神经元的根部，可达到与阻滞疗法相同或更好的效果。治疗初期，80%的疼痛消失或减轻，长期来看，60%的疼痛得到了控制。不足之处是，在日本此疗法不在医保适用范围内，治疗费用高昂，并且需要照射大量放射线。

⟳ 面部的带状疱疹和带状疱疹后神经痛

面部的三叉神经区域中如果有带状疱疹，这部分就会疼痛，特别是眼神经区域。常见于高龄者。有引发脑膜炎、脑炎的危险需要特别注意。带状疱疹出现在眼睛中会并发角膜炎与结膜炎，有失明的可能性；出现在口腔中，偶尔会有齿槽骨坏死、牙齿脱落的情况；出现在耳朵中，则有可能留下耳鸣或眼晕等后遗症；出现在主宰面部肌肉运动的面部神经中，有可能会导致面部神经麻痹。

作为治疗，在尽早给与抗病毒药、采取神经阻滞缓解疼痛的同时，需要改善此部分的血液循环，有时需要投与丙咪嗪等抗忧郁药物。对于带状疱疹和带状疱疹后神经痛以及之后的治疗，将在"后背和前胸为什么会痛？——各种背部和胸部的疼痛"这个章节中详细介绍。

⟳ 非典型性面部疼痛（持续性特发性面部疼痛）

该症状常见的部位是上颚神经区域，有时会被误认为是鼻或牙齿的病，多见于中年女性，原因不明。与三叉神经痛不同，该疼痛具有持续性或是变动性，但不是很剧烈。作为治疗，除了神经阻滞外，还可以使用阿米替林、加巴喷丁、辣椒素等药物疗法，针灸、温热疗法等有时也有效。

症 例	非定型性面部疼痛引发的忧郁症

28岁，女性，事务性工作

数月之前左侧面部开始疼痛，服用多种镇痛药但疼痛未止。在内科接受多种检查而未发现异常，服用镇痛剂但效果不佳，来本疼痛门诊就诊。诊疗时发现患者表情忧郁（忧郁状面貌）。在触诊中没有发现特别的神经症状，生命体征（呼吸、心音、体温等）没有异常，也没有年轻女性常见的上颚洞炎。但是左侧面部皮肤温度比右侧偏低。疼痛的性质与三叉神经痛明显不同。询问患者的工作和生活，回答工作中没有问题，几周后有与未婚夫结婚的计划。怀疑是非定型性面部疼痛，进行了翼腭神经节（翼腭窝是指鼻和口之间骨头的凹陷部位，自律神经节）的试验性阻滞（图3-6）后疼痛消失，左侧面部的皮肤温度上升。给予患者处方抗忧郁药物，每周进行一次阻滞。症状逐渐恢复。三周后患者突然不再来就诊，担心之余给家属打电话询问。家属说，患者数日前到精神病院住院，并于次日跳楼自杀。

非定型性面部疼痛的原因不是很明确。该患者的情况可能是因不情愿结婚而忧虑、紧张等造成的。家人、神经科医生、精神科医生应反省。此症例令我至今心情沉重。

⚡ 舌咽神经痛

支配喉咙和扁桃体、舌、唾液腺的舌咽神经（第9对脑神经）由于原因不明的功能不全，导致在喉咙深处和舌头后面反复出现剧烈发作的疼痛。此病很少见，通常在40岁之后发病，多见于男性。与三叉神经痛相似，此病的发作时间短，特征是持续数秒或数分钟间歇性、难以忍耐的疼痛。咬东西、吞咽、咳嗽、打喷嚏会引发该疼痛。疼痛始于喉咙深处以及舌头后方，蔓延至耳朵。也有脑梗死、脑肿瘤、脑动脉瘤、脑血管疾病的可能，因此需要专科医师的检查。舌咽神经痛也有合并三叉神经痛、迷走神经症状（脉搏缓慢、昏厥发作）等的情况。

与三叉神经痛一样，可以使用卡马西平进行药物治疗。疼痛原因不明或疼痛强烈时，可进行舌咽神经的阻滞治疗。

⚡ 翼腭神经痛（Sluder 综合征）

翼腭神经节是在鼻深处的神经节，将局部麻醉药给药至该神经节则翼腭神经痛得以改善，此病症1908年由Sluder报告之后为人所知。原因不明。多见于30岁以上的女性，发作时鼻根部疼痛，伴随鼻腔堵塞、鼻水、眼泪等，持续10～30分钟。有时难与群发性头痛相区别。翼腭神经阻滞疗法有效（图3-5）。

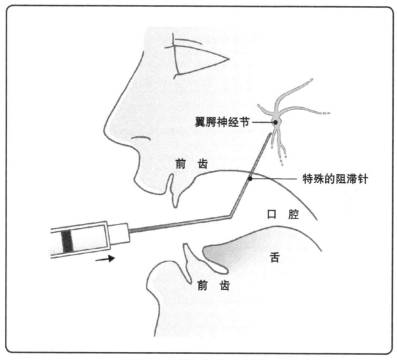

翼腭神经节

前齿

特殊的阻滞针

口腔

舌

前齿

图3-5　翼腭神经节阻滞

在前面给出的非典型性面部疼痛的病例中，没有如下鼻或眼睛的症状。

● **副鼻腔炎或肿瘤**：鼻周围的面部钝痛持续时，怀疑此病。疼痛持续时需咨询耳鼻科等专科医师。

● **颞颌关节异常引起的疼痛**：活动嘴部颞颌处疼痛时，可以考虑以下原因。如颞颌关节炎或颞下颌关节脱臼、骨折、关节炎、肿瘤等。请咨询耳鼻科和牙科医生。

● **牙齿疾病引发的面部疼痛**：虫牙、牙周病、口腔性局域溃疡、拔牙后的复合性区域疼痛综合征等。请咨询牙科医生或疼痛门诊。

● **耳鼻疾病和眼部疾病引发的面部疼痛**：可以考虑到其他多种疾患。请首先咨询各科的专科医师。

⚡ **心因性面部疼痛**

忧郁或歇斯底里等有时会引发面部疼痛。治疗需要专科医生的配合。

此外，引发面部疼痛的疾病还有脑梗死或唾液腺导管石症等。

脖子为什么会痛？
——各种颈部疼痛

在神经系统中，**脖子**连接脑和脊髓，起到中转站的作用。在骨骼系统中，脖子用**颈椎**和周围的肌肉支撑头部，保持头部的平衡并参与头部的运动，在力学上起着重要的作用。

双足行走的人类与其他哺乳类的不同之处是具有极度发达的脑部，装载脑部的头盖骨也很大，因此其整体重量很重。虽然颈部需要支撑这个重量，但人在进化过程中，颈部还没有进化成理想的支撑组织，所以颈部疼痛较多。

从结构上来讲，从脑延伸出来的**脊髓**经头盖骨下面的小孔通过颈椎向下延伸（图3-6）。由7块骨头构成的颈骨由关节突起部位相连接，因此可以向左右前后扭动（图3-7）。另外，

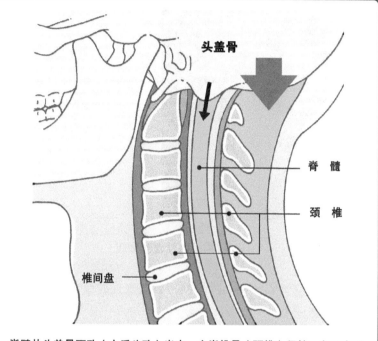

头盖骨

脊髓

颈椎

椎间盘

脊髓从头盖骨下孔（大后头孔）出来，由脊椎骨（颈椎）保护，向下方延伸。人开始双足直立行走后，手变得自由可用。但同时，颈椎和脊椎则需要支撑头盖骨的重量

图3-6 人的颈椎和脊髓

颈部运动还需要用到颈骨周围的韧带和肌肉及命令颈部肌肉运动的神经（从椎间孔伸出）。

颈部疼痛是人类共同的烦恼。这是因为人类在进化的过程中，还没有进化出能够支撑重量较大的脑部的结构。特别是由于计算机和游戏机的普及，过度使用颈部的问题加剧。也就是说，现代人在工作和娱乐上已经很大程度超出了解剖学上人体能承受的结构和功能。

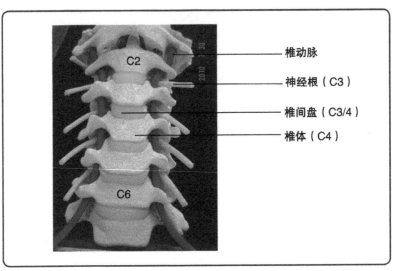

图3-7 人的颈椎和颈髓

⚡ 不合理的姿势和长时间保持相同姿势造成的颈部疼痛（颈部软组织劳损）

在颈部疼痛中，与疾病相关的不过10%，其他的80%～90%没有发现与什么病有关，不需担心，这些颈部的疼痛总称为颈肩综合征。

颈部疼痛的最大原因是长时间保持相同的姿势，颈部和肩膀的肌肉疲劳或紧张造成血液循环恶化，严重时会引发炎症。

通常可以通过做操等来改善疼痛，疼痛持续时，需要进行缓解疼痛的治疗。如使用消炎镇痛药以及使肌肉松弛的肌肉松弛剂等。但是，这些治疗不能从根本上治疗颈部疼痛。

如前所述，颈部为了支撑头部的重量，容易负担很重，因此锻炼脖子的肌肉可以减少对骨骼的负担，防止因年龄引发的骨骼变形，减少疼痛。

疼痛严重时，也可以在疼痛门诊进行神经阻滞治疗。无法缓解疼痛时推荐拜访专科医生。此外，长时间使用电脑工作的人和长时间以相同姿势工作的人需要预防性地进行颈部肌肉锻炼。

⚡ 落枕（姿势疼痛的一种）

落枕引起的颈部疼痛，是因为睡眠中长时间使颈部处于不合理的位置而造成的。侧向睡觉时容易发生。发生的原因有①枕头与体型不相符；②睡眠姿势的问题，如将手臂放在颈部下面睡觉、趴着睡觉等；③过量摄入酒精和安眠药等。

颈部长时间保持同一姿势时，伸展部分的肌肉会引发轻微炎症。引发炎症时肌肉的疼痛受体发出刺激脊髓的刺激信息，引发肌肉收缩。收缩时疼痛的受体再次被刺激而产生恶性循环，造成落枕等（图3-8、图3-9）。

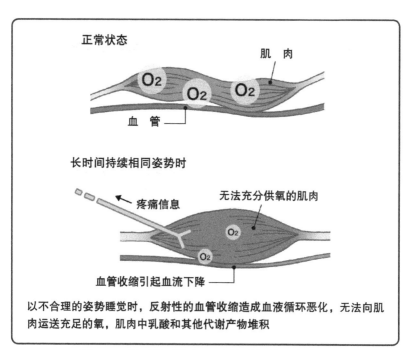

图3-8 长时间采取相同姿势引起的肌肉疼痛

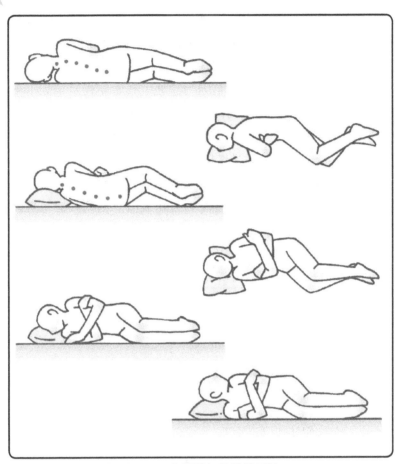

图3-9 容易引起落枕的睡姿

　　单纯的落枕只要休息或内服消炎镇痛药、调整枕头的高度、改善睡眠姿势、生活习惯等，通常会在两周内缓解。如果疼痛持续两周以上或反复落枕，则怀疑颈椎发生某种异常，需要拜访专科医师（形成外科或疼痛门诊等）。

　　下述方法可预防落枕。

　　不动颈部而使颈部肌肉收缩，并重复数次。例如①平躺在床上，拿掉枕头，保持该姿势1分钟左右；②头部稍用力将枕头向下压；③十指交叉放在后头部，用手向前推动头部。此时，将头部左右缓慢转动45°，可以运动颈部所有的肌肉；④坐着，喉咙处用力，也可运动颈部的肌肉。

痉挛性斜颈（颈肌张力障碍）

痉挛性斜颈是指颈部肌肉不能随意收缩（图3-10），头位

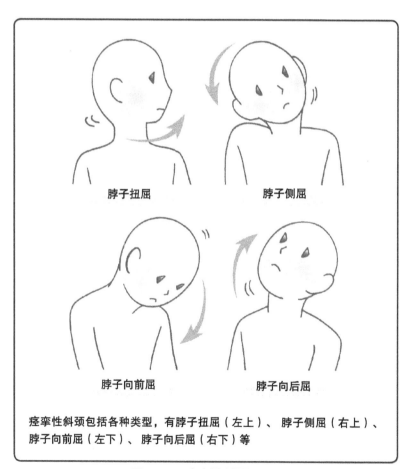

脖子扭屈

脖子侧屈

脖子向前屈

脖子向后屈

痉挛性斜颈包括各种类型，有脖子扭屈（左上）、脖子侧屈（右上）、脖子向前屈（左下）、脖子向后屈（右下）等

图3-10 痉挛性斜颈

偏移的病变。多于壮年期发病，在国外常见于女性，在日本常见于男性。精神紧张或步行会使其恶化，如采取安静卧位则容易缓解。诱因与职业上的特殊姿势相关，被认为是担任重要功能的脑的基底核出了问题。除了表现为身体扭曲、侧屈、前后屈外，还有震颤、单肩偏高、侧弯（脊椎向左右弯曲）、体轴翻转（身体轴心的扭曲）等例子。

作为治疗，除了内服药（抗胆碱药等）之外，还可以尝试肉毒菌的肌肉注射、针灸治疗、定位脑手术、神经阻滞疗法、脊髓电刺激疗法等。在年轻患者的发病中，有1年之内自然缓解的例子，但复发的例子较多。

⚡ 颈椎椎间盘突出

稍许外力就可以使头部和胸部之间发生扭曲。扭曲力使颈椎之间的缓冲部分——颈椎椎间盘也产生扭曲。椎间盘由中心部的凝胶状髓核和周边的纤维环构成。当颈部被施加过分的外力时，凝胶状的髓核会从容纳脊髓的脊柱管内飞出（图3-11）。

结果是从椎体溢出的椎间盘压迫脊髓（颈髓）和从椎间口延伸出来的神经根，造成颈椎椎间盘突出。颈椎共有7块，其中最容易受外力影响的是5、6、7号颈椎椎间盘。神经根被压迫时，不只是脖子，手也会有疼痛和麻木的感觉，严重时会产生运动麻痹。大部分时候疼痛或麻痹会发生在半身。特别严重时，也有颈部以下身体所有部位产生运动麻痹的情况。

这个病通过症状或X光片检查可以诊断，但正确诊断一般通过核磁共振（MRI）来进行。

作为治疗，一般保守性地采取颈圈固定来使椎间盘突出不再恶化。病症处于急性期且疼痛严重时，可内服消炎镇痛药或在硬膜外注入低浓度局部麻醉药或类固醇（也称为颈部硬膜外阻滞）。接下来，牵引颈椎缓解椎间盘突出对神经根的压迫症

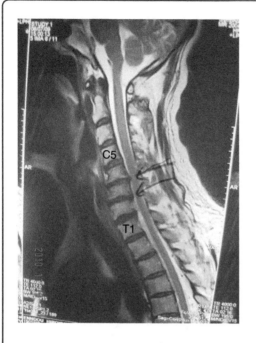

第5颈椎（C5）和第6颈椎之间的椎间盘突出到脊柱管（容纳脊髓的管）中，从前方压迫脊髓

图3-11 颈椎椎间盘突出的MRI

状。这些治疗法没有效果时，可采取侵袭较小的外科方法，例如，经皮椎间盘髓核摘除手术以及激光椎间盘形成手术。仍无效果时，可通过手术进行椎间盘摘除手术。此外，为了消除颈椎压迫的症状，还可进行椎弓切除术或进行颈椎固定术，使颈椎能进一步耐受外力。

🔶 颈椎过度屈伸扭伤

汽车撞击事故是最常见的原因，事故时颈椎先向后过度伸展，再向前过度弯曲，被称为颈椎过度屈伸扭伤（图3-12）。这个病有

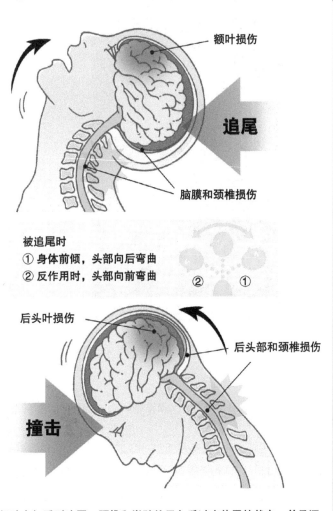

在车辆驾驶中如受到追尾，颈椎和脊髓处于向后过度伸展的状态，并且还会对脑（特别是额叶）施加外力而造成脑损伤。反过来，驾驶中的车如撞击前方物体，则不只是颈椎或颈髓，还会损伤后头部的肌肉、韧带和脑（特别是枕叶）

图3-12　颈椎过度屈伸扭伤

多种多样的诊断名称，如颈椎挫伤和颈部挫伤、颈部擦伤、外伤性颈部综合征等。这是由于颈椎的过度伸展和过度弯曲或者强制旋转（转头过度）等强外力引起颈椎椎间盘和椎间关节、关节包（把关节包起来并起保护作用的双重膜）、周围的韧带、肌肉、神经等的软组织损伤，从而造成以颈部疼痛为主症状的病症。

此病症表现为头晕、耳鸣、眼花、模糊、眼睛疲劳、头重、倦怠感、恶心等。由外伤造成的颈部交感神经节处于刺激状态的症状，称为Barre-Lieou氏综合征。在此综合征中，也有因脑脊髓液的一部分漏出造成的低颅内压综合征群。

治疗初期病人需要安静，并针对疼痛使用消炎镇痛药。疼痛剧烈或出现自律神经症状时，可进行星状神经节阻滞或颈部硬膜外阻滞。

精神上的刺激强烈时，需要使用镇静剂。如果有加害者时需支援。疼痛及自律神经症状通常会慢性持续，需进行精神上的保护。

⚡ 脊髓型颈椎病

这是颈部的脊髓运动以及传递感觉的传导路出现障碍，手脚出现神经障碍的颈部脊髓疾病的总称。造成此病的原因，可列举变形性颈椎症状、椎间盘突出、后纵韧带骨化症、黄色韧带石灰化、脊椎肿瘤、脊髓肿瘤、化脓性脊椎、硬膜外脓肿、风湿性关节炎、畸形等。脊髓内的出血、梗死等也会成为脊髓血管障碍的原因。此外，发病原因还包括由病毒和细菌引发的感染症及免疫异常引发的脊髓炎。除此之外，也有脊髓空洞症和放射线障碍等。其中最多的是颈部脊柱管狭窄（图3-13）、颈椎变形症、颈椎椎间盘突出、后纵韧带骨化症等。由压迫引起时，可以进行各种去除压迫的治疗。对日常生活有影响时，可进行前方解压固定术和脊柱管扩大术等手术疗法（脊椎管狭窄症

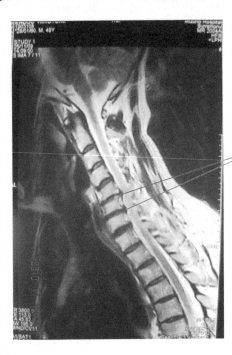

脊柱管变狭窄而
脊髓变细

有双手疼痛和麻痹症状的65岁男性患者的例子。椎间盘变性（变薄）而突出到脊柱管中，因此引起脊柱管的狭窄

图3-13　颈部脊柱管狭窄症的MRI（正中矢状平面）

是指用MRI或CT等检查时，脊柱管前后径在12～13mm以下）。

　　为什么椎间盘突出和脊柱管狭窄会引起疼痛尚未明确。如图3-14所述，是因①骨直接刺激传递疼痛的神经，引起疼痛；②粗大的神经受损，造成细小神经的疼痛神经过度兴奋；③阻塞主管神经营养的血管，引起神经营养障碍产生疼痛；④突出的骨和椎间盘压迫周围的血管而产生疼痛。但还不是很明确。

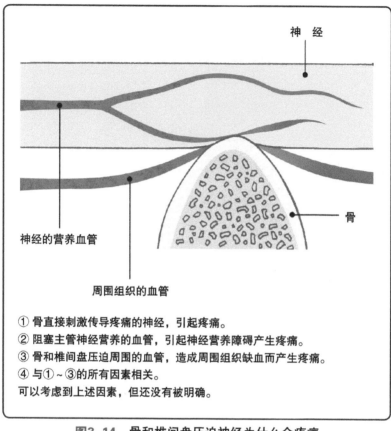

① 骨直接刺激传导疼痛的神经，引起疼痛。
② 阻塞主管神经营养的血管，引起神经营养障碍产生疼痛。
③ 骨和椎间盘压迫周围的血管，造成周围组织缺血而产生疼痛。
④ 与①~③的所有因素相关。
可以考虑到上述因素，但还没有被明确。

图3-14　骨和椎间盘压迫神经为什么会疼痛

　　在使用低浓度局部麻醉的神经阻滞疗法中，对于①和②，阻滞被刺激的疼痛神经而抑制疼痛的神经传导；对于③，将细小的交感神经节后神经阻滞，扩张血管使血流恢复，改善神经的营养状况；对于④，扩张组织的血管使血流增加。使用低浓度局部麻醉药时尽量注意不要影响运动神经和保持姿势的感觉神经。该方法称为选择性神经阻滞。通过反复进行阻滞疗法，期待改善血流，自我恢复（图3-15）。

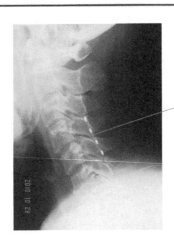

在颈部硬膜外腔植入留置性脊髓刺激用电极

为缓解疼痛在脊髓的后部硬膜外腔植入脊髓刺激电极，患者可通过植入皮下的刺激装置进行自我刺激

图3-15 患者的X光片

背部的肌痛症引发全身疼痛，特别是后头部、颈部、背部

| 症 例 | **纤维肌痛和僵直性脊椎炎引起的颈部和背部疼痛** |

34岁，男性

约3年前开始感觉到颈部至全身疼痛，服用抗炎症镇痛剂和类固醇，但镇痛效果不充分，从几个月之前开始内服氧可酮（麻药）30mg。因睡眠时疼痛强烈，所以服用多种安眠药，但无法缓解疼痛，睡眠障碍持续。经过神经内科介绍来本科室就诊。疼痛部位从颈部到后头部最强。进行了颈部硬膜外阻滞，疼痛缓解数日后复发。期待能够使有效时间逐渐变长或疼痛逐渐得以缓解，在12次颈部硬膜外阻滞后进行了颈髓第2水平的硬膜外通电测试。患者对疼痛的评价在通电前是8.5，通电中是2.0，疼痛得以缓解。因此将电极植入患者的硬膜外腔，使其能进行自我刺激（图3-15）。患者现在已经停止使用氧可酮，每天服用6片轻度镇痛药妥乐平进行观察。

肩膀为什么会痛?
——各种肩部疼痛

一般来说有因日常生活习惯和姿势引起的肩膀酸痛和因病引起的肩膀疼痛等。起因于姿势和日常生活习惯的肩部疼痛,通过校正姿势和改善生活习惯可得到缓解缓解。

但是,因疾病原因引起肩部疼痛时,严禁进行自我判断,需要接受专科医师的指导。

伴随肩部疼痛的症状,有变形性颈椎症、颈部椎间盘突出、颈椎后纵韧带骨化症(脊柱韧带骨化症)等颈椎疾病;原因不明的颈肩综合征、肩周炎,胸廓出口综合征、胸椎炎症、胸椎肿瘤等胸椎疾病;肋膜炎或肺部疾病;心脏或血管疾病;喉、鼻、耳等耳鼻喉科疾病;因癌症颈椎或肩关节转移等引起的疼痛;忧郁症的症状之一。

对于颈部或肩部的疼痛,在疼痛门诊经常进行的神经阻滞有颈部硬膜外阻滞(参考图3-2)和星状神经节阻滞(图3-16)。通过阻滞从颈椎经过脊髓到颈肩臂的神经,抑制疼痛从而改善血流、放松肌肉。

肩膀和颈部的肌肉是连续的,因此颈部疼痛和肩部疼痛几乎同时出现,肩膀关节疼痛多见肩周炎(五十肩)。

⚡ 肩周炎(五十肩)

肩关节是关节中运动范围最大的关节(图3-17),因此关节的负担很大,支撑负担的是肩关节周围的组织。肩周炎是因其周围的组织变化或炎症等引发臂膀疼痛的疾病。

肩关节的运动主要有4个肌肉在起作用。腱板(该肌肉附着在肩部骨骼附近)发生炎症或部分性断裂,或腱板上的肩峰下滑囊(使肩关节流畅运动的部分)发生炎症和粘连都会引起肩

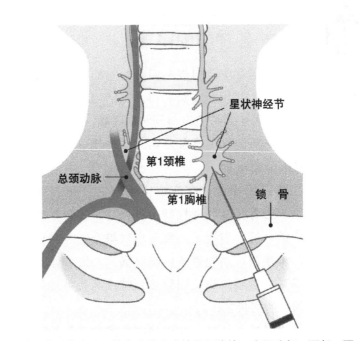

星状神经节

第1颈椎

总颈动脉

第1胸椎

锁骨

星状神经节是从胸髓延伸出来的交感神经细胞块，支配头部、面部、颈部、上肢、胸部的血管或汗腺。将该神经节阻滞后血管性头痛得以改善，或改善支配领域的血流而抑制出汗

图3-16 星状神经节阻滞

部疼痛或肩部运动限制。

　　作为症状，转动肩膀时会产生疼痛，特别是将手臂转到背部时会有强烈的疼痛。当腱板上有沉积时，会引起肩部的剧烈疼痛。此外，当摔倒撞到肩部时、抬起沉重物体肩膀疼痛时、无法抬起手臂时，应考虑腱板断裂的可能。症状较轻的可在2年内恢复。此外，此病需要与肩关节亚脱臼、风湿、感染等引起的肩关节炎进行区别。

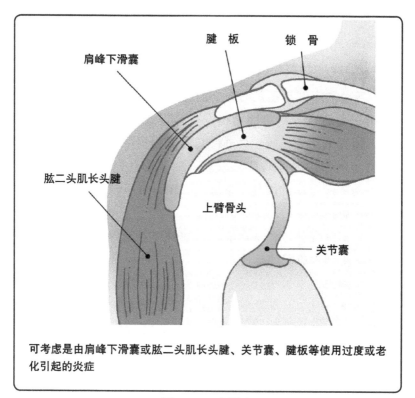

腱 板　锁 骨

肩峰下滑囊

肱二头肌长头腱

上臂骨头

关节囊

可考虑是由肩峰下滑囊或肱二头肌长头腱、关节囊、腱板等使用过度或老化引起的炎症

图3-17　肩周炎

作为治疗，应静养肩关节。疼痛剧烈时，需用三角巾等进行固定。在发病急性期，使用止痛药（消炎镇痛药）或在关节内注入类固醇药剂（副肾皮质荷尔蒙剂）、玻璃酸等。在发病慢性期使用热袋等温热疗法。在肩关节的运动疗法中，可协调进行肩胛上神经阻滞等。

也有在症状严重时向关节囊内注射麻醉药，用力使肩关节的动作逐渐扩大的治疗方法。有时需要使用关节镜切除韧带。此外，最近也在进行直接用针刺骨骼进行减压的疗法。另外，患者本人也需要进行轻度的肩部运动。

手臂和手为什么会痛？
——各种臂部和手部疼痛

手臂和手部疼痛是与人类的特征，即使用手相关的。过度使用手会造成各种病因而引发疼痛，此类疼痛很多时候与职业、体育运动等相关。另外，交通事故和全身性疾病也会造成此病。例如，风湿病或糖尿病、痛风等代谢性疾病、心肌梗死、动脉瘤、动脉硬化、动脉炎、Barger病、脑梗死等循环障碍性疾病。

大部分脊髓神经从颈椎1号和胸椎5号延伸出来，并延伸到手臂和手部构成臂神经丛。

作为治疗，可进行适合各自病态的药物疗法，如不充分则进行手术疗法。还可进行中性疗法，如神经阻滞疗法中常用的颈部硬膜外阻滞（图3-2）和星状神经节阻滞（图3-17），其方法及意义在后文中叙述。

⚡ 类风湿关节炎

手臂是类风湿关节炎的易发部位，病变会出现在任何关节上。特征是伴随肿胀的炎症性疼痛，早上会觉得僵硬。另外，类风湿关节炎会在滑膜引发炎症，活动手部时关节会肿胀和疼痛。（图3-18）

炎症持续而造成关节液过剩时，滑膜细胞增殖形成伴随新生血管的硬块（被称为血管翳的肉芽）。其中一部分进入软骨形成硬块，并侵蚀软骨，骨头会逐渐被破坏。

此病被认为是自身免疫性疾病。起因于免疫系统将自身视为敌人进行攻击。

缓解疼痛和防止关节变形、保证关节的功能是治疗的根本。当肿胀和疼痛持续对日常生活造成不便时，需要进行滑膜切除，即将腕骨的一部分切除，或进行关节形成手术，以及腱

移植、腱转移手术等。变形明显时，可采取切除骨头放入硅胶
人工关节的方法。

最新临床结果综述表明，多运动可使预后良好（图3-18）。

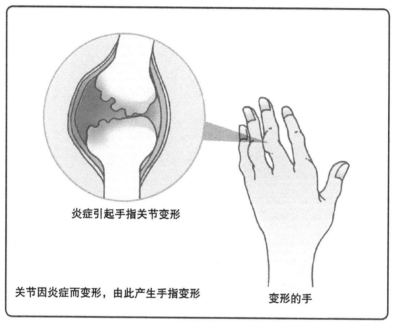

炎症引起手指关节变形

关节因炎症而变形，由此产生手指变形

变形的手

图3-18　手部的类风湿关节炎

⚡ 希柏登结

多见于40岁以上女性，是手指的第1关节变硬并隆起的疾病
（图3-19）。此病被认为是与膝盖变形性关节炎同类的关节变
形症状，但还没有被阐明。相对于此，类风湿关节炎的特征是
手指根部的关节与手指的第2关节隆起，多见于用手较多的人。
作为治疗，包括手的静养、贴扎对关节进行保护、疼痛时内服
镇痛药等，疼痛严重时考虑关节内注射或手术。此病会随年龄
增长而趋向稳定。

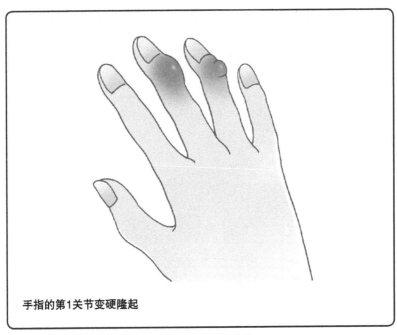

手指的第1关节变硬隆起

图3–19　希柏登结

⚡ 腱鞘炎

　　腱鞘炎是环绕在肌腱周围的腱鞘的炎症。症状包括肌腱的疼痛和肿胀，以及碰触患部时感觉疼痛。很多时候与腱炎并发。原因不明，多见于持续性地使用手指或手臂等特定关节的人。此外，也有因关节炎或外伤等引发病症的情况。

　　作为治疗，包括静养患部和内服抗炎症药物、涂敷患部。在治疗无法得到改善时，需要通过局部注射类固醇，以及扩展腱鞘的手术来治疗。

⚡ 手根管综合征

　　多见于中年女性。手腕正中神经被压迫，产生手指感觉障碍和麻痹、疼痛等症状。作为治疗，可使用石膏托等固定用具或在手腕正中神经处注射消炎药（类固醇）。无法改善时，可进行手根管切开术。

⊕ 狭窄性肌腱滑膜炎

多见于中年女性，主要症状为手腕疼痛和肿胀，抓握东西时会变得严重。原因为在桡骨茎突（手关节拇指根部）处，控制拇指肌肉的拇短伸肌和拇长展肌的腱鞘产生炎症，当拇指弯曲和翻转时，会产生强烈疼痛。作为治疗，首先可静养，如不能去除疼痛则注入局部麻醉药和类固醇。如仍无法去除疼痛，则进行外科性腱鞘切开治疗。

⊕ 金伯克氏病

此病是手腕处月骨坏死（骨组织坏死）的疾病，原因不明。多见于使用锤头等职业的男性，最初症状是手关节疼痛。治疗以手术为主。如犹豫错过手术期，则月骨会因压迫而断裂，手根骨发生位置异常。因此需要尽早进行治疗。

⊕ 腱鞘囊肿

手背肿起，关节附近产生有弹性的圆形肿瘤。多见于女性，原因不明。肿瘤中残留有凝胶状的黏液。疼痛严重时需摘除。

⊕ 外伤引起的各种骨折

外伤引起的手骨骨折和脱臼会发生在很多部位。典型骨折如下，需要骨骼的复位和局部的静养及固定。

· 柯莱斯骨折：为桡骨末端骨折中背屈变形症状的总称。如老年女性摔倒时手着地并伴有手关节痛时应考虑该症状。治疗主要以静养和固定为主。

· 史密斯骨折：当手关节处于背屈位时手触地，则桡骨的远侧部可能发生骨折。治疗主要以静养和固定为主，有时需要手术。

· 巴尔通骨折：桡骨下端、桡骨关节面及桡腕关节处骨折，关节面错位，基本都需要用复位固定板进行固定。

- **桡骨茎突骨折（Chauffeur骨折）**：发动机尚未启动时，司机（人名，Chauffeur）启动引擎同时转动曲柄，其巨大的反动力造成的骨折。

- **舟状骨骨折**：是手根骨骨折中发生频率最高的骨折，但经常因被忽略而放置。耽误治疗会变为假关节，即本来不动的关节异常地动。有时需要进行骨移植或固定等手术。

- **钩骨骨折**：手触地跌倒时，屈肌支持带紧张，钩骨中钩状突起会发生骨折。治疗时可使用石膏等进行4～6周的固定。

- **月骨周围脱臼**：月骨和桡骨的位置关系正常，但月骨和腕骨之间因外力而处于异常位置。

- **月骨脱臼**：手掌跌倒触地时会发生的脱臼。月骨夹在头状骨和桡骨之间，触地使手心一侧转位。需尽早复位固定。

- **腕关节不稳定症**：手关节疼痛、手的动作变得困难，同时握力降低，活动手关节时有时会发出声音。应尽早进行静养和固定。此病包括腕舟骨骨折，即由于外伤引起舟骨和月骨之间的韧带在舟骨韧带附着部断裂。碰触时疼痛强烈，X光片可见。应尽早复位固定。此外，三角骨骨折与风湿关节炎并发的情况较多，导致手关节疼痛和限制可动区域。压痛点在月骨和三角骨的尺侧部分。

　　此外，桡骨末端骨折后，即使成形治愈后有时也会有手根中央关节不稳定的症状。

- **三角纤维软骨复合体损伤（TFCC）**：手关节搓伤的一种，主要症状是手关节小指侧疼痛。尺骨和尺侧腕关节之间的三角纤维软骨、半月板、尺侧侧副韧带等复合体损伤（图3-20）。原因有外伤和老化。

　　特别是将掌心面向地面（内转）或将手掌面向屋顶（外转）等动作时产生疼痛，疼痛会在运动时变强。尺骨压力测试

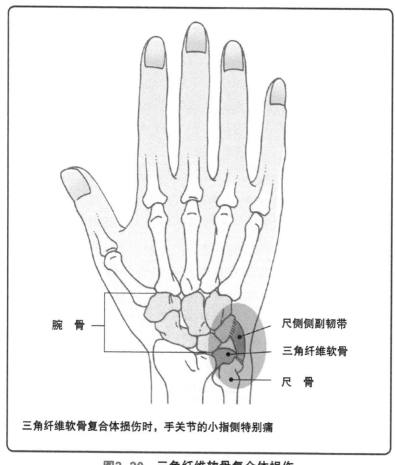

腕　骨

尺侧侧副韧带

三角纤维软骨

尺　骨

三角纤维软骨复合体损伤时，手关节的小指侧特别痛

图3-20　三角纤维软骨复合体损伤

（前臂内转、外转的同时将手关节倒向小指侧，观察有无疼痛的检查）会出现强烈疼痛。原则上采取保守治疗。

　　症状刚出现时，可进行以静养为目的的石膏疗法和固定用具疗法（手关节固定用具）、温热疗法等，观察病情。难治病例可采取关节内注射局部麻醉药和类固醇。在保守性治疗无效果或长期放置的情况下，可考虑手术治疗。有外伤时，可考虑在关节镜下对损伤部位进行缝合或切除以及使尺骨变短，将三角纤维软骨复合体部的压力降低的方法等。

⚡ Buerger病

因血管炎使手和手臂、腿、下肢的动脉堵塞，血液循环恶化（血液循环障碍）的疾病。多见于30～40岁的亚洲男性，与吸烟有极为密切的关系。女性占患者总数的5%。没有吸烟经历的人也会发病，但多为被动吸烟者。

禁烟时症状迅速恢复。因此，治疗Buerger病必须禁烟。因血管堵塞产生缺血症状时，需进行血管移植手术。如持续吸烟，则所有治疗都会无效。不能禁烟的人无法治疗，只能切除手、脚、手指，患者也会因脑动脉阻塞和心肌梗死死亡。在日本，此病被厚生劳动省指定为难病，如被诊断为患有Buerger病，治疗费用由国家来负担。

Buerger病是极容易受吸烟直接影响的病。因此在治疗开始之前必须进行吸烟检查。检查方法为采集静脉血，确认血液中一氧化碳血红蛋白的浓度。浓度如在1%以上则认为在吸烟，确认到吸烟则停止治疗。Buerger病患者会说为了缓解疼痛而吸烟，其实吸烟会使疼痛加剧。禁烟则治疗有效。

手脚溃疡会带来难以入眠的疼痛，如严格遵守禁烟并给与血管扩张药，不动手脚，则1~4周后疼痛消失，溃疡也自然好转。溃疡完全治好需要几个月，之后继续抽烟会使溃疡复发。不断重复禁烟和抽烟的人，会反复溃疡好转和恶化的过程，并一根一根地失去指头（图3-21）。

只要禁烟，血液循环障碍就不会再恶化，但不能恢复，已经阻塞的动脉不会再打开，所以手的动脉阻塞会留下凉的感觉，脚的动脉阻塞会留下间歇性跛脚（走路时脚会越来越痛，休息片刻则疼痛消失，再步行疼痛会再出现）的症状。

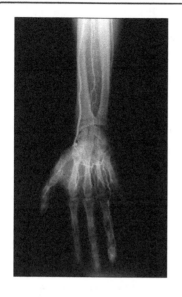
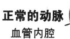

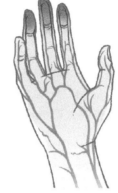

因血管阻塞，在血管造影中看不到手指的血管。因血管炎阻塞的动脉使手指前端变黑（坏死）

图3-21　Buerger病的血管X光片（左）和患此病时手的外观图（右）

对于壮年男性而言，无法快速行走和爬楼梯会成为日常生活和工作上的很大障碍。严重时需要进行持续硬膜外阻滞或星状神经节阻滞，血管扩张药也有效。当采用药物疗法和神经阻滞疗法无效时，可采用搭桥手术（向阻塞处上流的血管移植其他血管，搭桥使血液能流到下流血管的手术）。

◢ 胸廓出口综合征

臂神经丛因胸廓出口的骨或异物阻碍而出现胸廓出口综合征。症状是肩膀酸痛、颈部疼痛、后头部疼痛、上肢麻痹等感觉异常和无力感。偶尔会有雷诺现象，这是因寒冷等刺激使血管收缩，造成手脚缺血、手脚发白并伴随疼痛和冷感。多见于壮年，也怀疑有身心性疾病因素参与其中。

治疗时根据症状可用消炎镇痛药、肌肉松弛剂、弱安定剂或进行星状神经节阻滞。在雷诺现象等自律神经症状强的例子中，通过切除第2胸交感神经节可得到持续疗效。

心绞痛或心肌梗死有时也会出现手痛的症状，需要注意。此病的痛感绝大部分产生在前胸部中央和胸部整体，少数产生在颈部和背部、左臂、上腹部。有时会伴随冷汗和恶心、呕吐、呼吸困难等自律神经症状。急性心肌梗死通常有持续30分钟以上的前胸部剧烈疼痛和紧绷感、压迫感以及因疼痛产生的恐惧感和焦虑感。左臂疼痛时应该怀疑此病。

⚡ 臂丛神经损伤

臂丛神经损伤是指从颈髓第5神经根延伸出来的第1胸髓的前、后根所有或部分神经根被从脊髓中拔出造成的上肢运动麻痹和感觉丧失、自律神经障碍等，感觉丧失的部分会产生剧烈疼痛。这种疾病的发病机制被推测是由于神经根被拔出造成脊髓向脑传递疼痛的第2级神经元的输入信息被掐断（图1-6、图1-8），使第2级神经元的兴奋度增加从而将过剩的信息传送到脑部。

神经根被从脊髓完全拔掉时，无法期待能够麻痹恢复。对于疼痛可使用抗忧郁药物、抗癫痫药物、神经传递物质NMDA受体拮抗剂等，但不能立刻见效。神经阻滞的效果也不一定。

神经阻滞治疗包括①治疗初期以每周3～4次的频度，进行1个月的星状神经节阻滞，之后作为维持疗法以每周1次的频度进行；②神经损伤后马上开始进行颈部、上胸部硬膜外阻滞，充分去痛。严重时住院，以1～2个月为标准持续进行；③如星状神经节阻滞或颈部、上胸部硬膜外阻滞的效果无法持续，考虑使用神经破坏药物或者高频率热凝固法进行胸部交感神经节阻滞。

手术疗法包括①胸腔镜下交感神经切断术，用内视镜对胸部的交感神经节进行热凝固；②脊髓背根入髓区切开术对此病的疼痛治疗效果明显，但长期预后还没有得到充分验证。也可进行脊髓硬膜外电刺激、大脑皮质区和脑深部等的刺激装置植入术来进行长期治疗。

症 例　　**幻肢痛：疼痛会被记忆**

41岁，男性，律师（居住于马来西亚）

患者诉说因幻肢痛无法工作，在其他大学医学部教授的介绍下来本诊所就诊。

患者在7年前因摩托车事故造成右臂丛神经损伤。之后虽右上肢完全麻痹，但幻肢觉（完全没有神经却觉得紧握手掌）和幻肢痛（手心的疼痛）持续。在马来西亚的医院切除了上肢但疼痛不减，无奈之下每日内服400毫克哌替啶，但效果不佳，为尝试脊髓电击疗法来到日本。

在门诊，患者的表情充满了痛苦，诉说有一直持续的灼烧性疼痛，并且有一股波浪状袭来的无法忍受的疼痛。尝试脊髓硬膜外电刺激疗法后波浪状袭来的疼痛得以去除，但灼烧性疼痛却无法去除。患者接受这个状况并开始做回马来西亚的准备。

正巧此时，美国Nahold研究组发表了针对幻肢痛的脊髓背根入髓区切开术的论文，成果很不错。给患者介绍该论文后询问患者是否愿意尝试这种疗法。患者的意愿是难得来到日本，希望进行这种尝试。

之后我与当时定位脑手术的第一人石岛医师一同进行了手术。定位脑手术是参考脑的立体图在脑深处将针电级刺入进行烧灼或刺激的手术。最初记忆疼痛的是脊髓胶状质。背根入髓区切开术将该部位用显微镜观察并进行热凝固。术后，患者的疼痛完全消失。患者反馈说，"紧握的手"可以打开了（图3-22）。

这个症例从临床上证实了"疼痛会被记忆"这种假说。事故当时，患者的手是紧握方向盘的，这种感觉作为幻肢觉被记忆，同样，此时的疼痛作为幻肢痛被记忆。脊髓胶状质中神经细胞最为密集，这里可以称为脊髓之核。这暗示了记忆在进入脑之前，首先在骨髓胶状质实现记忆。后来患者反馈受损侧的上肢残留了少许麻木的感觉，但能够继续从事律师行业。

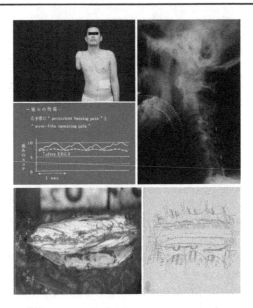

41岁，男性。遭遇摩托车事故，右臂丛神经（支配手的神经束）受到损伤，右上肢完全麻痹，但手掌难以忍受的痛苦持续。切除上臂（左上）后，疼痛依旧不变。本人描述的疼痛程度和性质（左中）。插入硬膜外刺激用电极的X光片（右上）。从脊髓后面的照片（左下）可确认臂丛神经损伤。胶状质热凝固术（脊髓背根入髓区切开术）的手术记录（右下，在点的部位进行了电凝固）

图3-22　臂丛神经损伤引起的幻肢痛

 # 后背和前胸为什么会痛？
——各种背部和胸部的疼痛

背部和胸部在骨骼上起到保护胸部内脏的作用。这部分骨骼和肌肉、皮肤的疼痛多见的是带状疱疹和带状疱疹后神经痛、肋间神经痛、胸椎压迫骨折、胸部脊柱管狭窄等。此外，也可能由心脏、大动脉、肺、食道等的病变引发此病。

表征为上腹部胃和十二指肠、胰腺、肾脏、肝脏等脏器疾病，有时也会感觉到背部或者肌肉和皮肤的疼痛。

此外精神上的疲劳和过劳、特殊的药物中毒、特殊香草类的摄取、不好的生活习惯等也会引发这种疼痛。因此，需要与各专科医师合作进行诊疗。

⚡ 胸部疼痛及其特征

胸痛这个说法在文学上最为常见，很多时候也会用"心痛"这个说法。那么当人受打击时，是否真的会感觉到胸部疼痛呢？

实际上这在生理学上是存在的。受打击时，交感神经会迅速变得活跃，全身血管收缩、血压上升，心脏为了对抗血压上升而收缩，其工作量会急剧上升。

健康的心脏没什么问题，当心脏的营养血管（冠状动脉）有问题或心肌产生病变时，心肌会处于缺血状态而引发缺血性疼痛，同时在胸部中央或左胸、左肩、左臂、背部等处会感觉到牵扯性痛。正常人在自律神经不稳定时，也会因受打击而引发胸痛，焦虑症患者的反应会相对剧烈（图3-23）。

如慢性交感神经紧张，会通过下丘脑引起荷尔蒙分泌异常。其结果是生物体体内平衡混乱。下丘脑兴奋会造成大脑边缘系统的功能异常，引发情绪不安。这些效果相乘会造成持续性的胸部疼痛（图2-5）。此时的胸部疼痛是多样的，有尖锐的疼痛，也有胸部整体沉闷的钝痛。

此类疼痛有时也作为忧郁症以及恐慌症、强迫症、创伤后心理压力紧张综合征等的表象出现。此时，需要在进行交感神经阻滞和药物疗法的同时，进行认知行动疗法。对患者进行心理辅

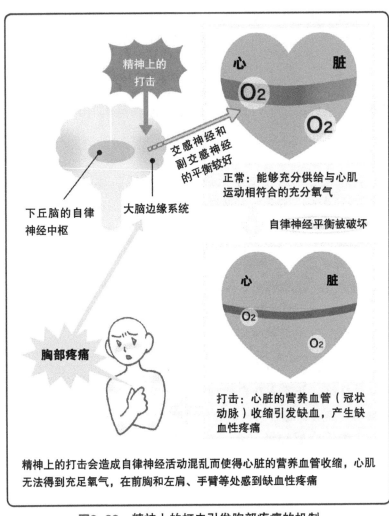

图3-23　精神上的打击引发胸部疼痛的机制

导，引导患者改变固有的负面想法，使其能够正面思考[1]。

1) Spinhoven P,Van der Does Aj,Van Dijk E,Van Rood YR.:Heart-focused anxiety as a mediating variable in the treatment of noncardiae chest pain by cognitive-behavioral therapy and paroxetine. J Psychosom Res.2010;69:227-35.

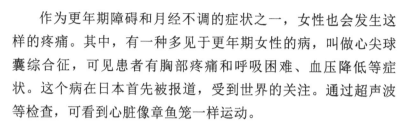

作为更年期障碍和月经不调的症状之一，女性也会发生这样的疼痛。其中，有一种多见于更年期女性的病，叫做心尖球囊综合征，可见患者有胸部疼痛和呼吸困难、血压降低等症状。这个病在日本首先被报道，受到世界的关注。通过超声波等检查，可看到心脏像章鱼笼一样运动。

女性在听到悲伤或打击性事件时会按住前胸，男性却很少见这样的动作。在欧洲，男性为了表示忠诚或道歉，有时会用拳头按住前胸。在日本，反省自己的错误和失败时，喜欢"用手按住自己的胸"这样的说法，但实际上并不会这么做。

女性用手按住前胸的动作，出于抵抗胸部疼痛或急剧的外来压力来保护自己的本能，从神经生理学上认为是合理的。这是因为交感神经的兴奋促使副交感神经兴奋，而在肋骨的骨膜中，有很多副交感神经在支配。

除心肌缺血（心肌梗死）以外，胸部疼痛也是多种多样的。身体不动而产生的疼痛多半是肋间神经痛。肋间神经痛的原因也是多种多样的。多见于带状疱疹和带状疱疹后神经痛，但也有肋间神经炎、胸骨肿瘤、肋膜炎等，还有考虑多种神经疾病及循环系统和呼吸系统疾病的必要。在消化系统疾病中，食道痉挛容易与心肌缺血混淆。

按住头部、背部或移动身体、扭动身体时感觉到疼痛时，考虑落枕以及胸椎变形症、胸椎椎间盘突出、胸部脊柱管狭窄症、胸椎椎间关节炎、肋膜炎、肋骨骨折、胸锁关节炎（胸骨和锁骨之间的关节的炎症，在胸部上方）、胸肋关节炎（胸部中间部位）、胸部肌肉炎、过度运动和过劳等。

此外，女性按压乳房疼痛时，考虑乳腺炎和乳腺肿胀、内衣过紧、月经不调、纤维肌痛症等。乳腺癌的特点是只要不是很重按下时不会感觉疼痛。

使用可卡因的人，有时会感到急剧的胸部疼痛。其药理学原因不明，但是由心脏营养血管收缩造成心脏血管缺血的可能性较大[1]。此外，也有多例报道是关于可卡因引起的心肌梗死[2]。

引起胸部疼痛的原因很多，需要专科医师来进行充分地诊断和检查。起因于胸椎异常的疾病需要与形成外科和疼痛诊所的医师商议；由心脏和血管引发的疼痛需要与心脏病科医师商议；神经性的疼痛需要与神经内科和精神科、疼痛诊所的专科医师商议。各专科医师间的横向联系也是必要的。

心理疼痛综合征

此病是因为身心疲劳或慢性失眠或不好的生活习惯、压力等原因引起的。需要排除药物慢性中毒和异常的食物、饮料、慢性感染病等引发疼痛的可能性。也有很多时候无法确定病因，需观察是否有源于其他因素的疾病。此外，这种疼痛会使患者的生活受到限制，因此推荐尽早开始治疗。

疼痛可能是胸痛，也可能是头痛或背部疼痛、腰痛、下肢疼痛等（图3-23）。此外，也有慢性疼痛突然转为急性疼痛发作的方式。

如果能明确是心理疼痛综合征，那么不单是给与镇静剂，也需要与患者对话或劝说患者，使其获得精神上的稳定。

也有研究人员将下述疾病也归结于此病引起的综合征。这些疾病是：慢性疲劳综合征、心绞痛、背部疼痛、反复性疼痛综合征、强迫症（神经症状性障碍）、慢性腹泻、过敏性肠综合征、神经性尿频、咬牙、纤维肌痛症、偏头痛、紧张性头痛等。

1） Jones JH,Weir WB.:Cocaine-induced chest pain. Clin Lab Med.2006;26:127-46
2） Lippi G,Plabani M,Cervellin G.Cocaine in acute myocardial infarction. Adv Clin Chem.2010;51:53-70.

| 症例① | **身心疲劳引起的慢性胸痛——慢性疲劳综合征** |

23岁，男性，大学生

患者感觉左肩锁骨下疼痛剧烈，晚上10点左右前来就诊。脉搏稍快（78次/min），没有心律不齐。血压略高（155/91mmHg），但平时有低血压的倾向（收缩压为100mgHg左右），体温36.4℃。没有咽头、喉头的特别异常。心音、呼吸音正常。全身叩诊、听诊、触诊均没有异常。局部（锁骨下）触诊中没有碰触到异物。怀疑心脏缺血，进行了心电图检查，没有异常。拍摄胸部X光片，没有异常。对患者进行了问诊。

问诊中得知，患者最近（从几个月之前）因柔道和绘画等社团活动自觉稍有疲劳。现寄居在他人家中，周末时给外来的高中生和这个家庭的孩子（初中生）做家教。高中生明年参加高考，学习努力而容易教，中学生却不喜欢学习。因受到家长的委托，没有办法只能教他，但感觉压力很大。疼痛的性质是持续的、沉重的、有绷紧感、程度很强（如将无法忍受的疼痛定为10，则在8左右）。

兼顾药理学诊断，给患者肌肉注射苯重氮基盐5mg。注射后15分钟左右疼痛逐渐缓解，30分钟之后几乎消失。推荐患者服用地西泮，但患者认为没有必要。告诉患者如果情况不好随时联系医院，最重要的是注意休息。患者回家之后没有联系，联系患者家属后得知其很健康。

该患者是理工科学生，实习较多，再加上参加社团活动使得身体处于疲劳状态。再加上担当寄宿家庭孩子的家庭教师，使他有持续性的精神压力。此时，交感神经系统过度兴奋，有时会产生胸部和颈部、腰部以及其他部位的疼痛。可认为是慢性疲劳综合征的一个类型。

| 症例② | **精神打击引起的胸部疼痛发作：心绞痛** |

34岁，男性，公务员

患者诉说胸部疼痛和胸闷发作，前来急诊中心就诊。血压为175/90mmHg，脉搏为82次/min，没有心律不齐，体温36.5℃。进行点滴，静脉注射地西泮5mg，对全身进行触诊和叩诊、听诊，没有特别的异常。在血液检查、胸部X光片、心电图、尿检中也没有异常。

静脉注射上述镇静剂后，在患者恍惚状态下进行了问诊。得知患者昨晚身处远方的女性朋友突然死亡，但患者因公务缠身无法赶去。用生理盐水点滴和镇静剂进行点滴20分钟后，血压降到130/75mmHg，脉搏降到64次/min。没有发现其他异常，患者胸部疼痛减退，离开诊所。

这样的病例一般表现为胸部疼痛发作，但也有因精神上的打击而引发的头痛、腰痛等（图3-23）。

带状疱疹和带状疱疹后神经痛

带状疱疹经常出现在胸部，也会在面部和腹部、大腿部出现，但最容易出现在胸部肋间神经上。

引起带状疱疹的原因是带状疱疹水痘病毒。水痘治愈后水痘病毒会潜伏在神经节中，因压力和疲劳、年龄、抗癌剂治疗、日光等刺激使人的免疫力下降时就可能发作（图3-24）。病毒会再度活化的机制不明。发病者以六十多岁为主，多见于五十多岁至七十多岁的人群，年轻人中也有发病的情况。

表象为沿着感觉神经区域出现带状的、伴有疼痛的红疹和小水疱。有时会在红疹出现的数天前就产生灼痛感。当带状疱疹出现在腰部和小腹时，可能产生排尿和排便障碍。偶尔会有只有神经痛却没有出疹的情况。

通常，皮肤症状治愈后疼痛也会消失。如治愈一个月后仍有灼烧的疼痛持续，则怀疑是带状疱疹后神经痛。这是因急性期炎症引起神经剧烈损伤而产生的。急性期的疼痛是因神经和皮肤的炎症引起的，带状疱疹后神经痛是因神经损伤而引起的，如有疼痛残留时需在疼痛门诊进行专门治疗。

作为治疗，急性期使用阿昔洛韦、阿糖腺苷、泛昔洛韦等抗病毒药通过点滴或内服等可在短期内恢复。对于皮肤症状，

84

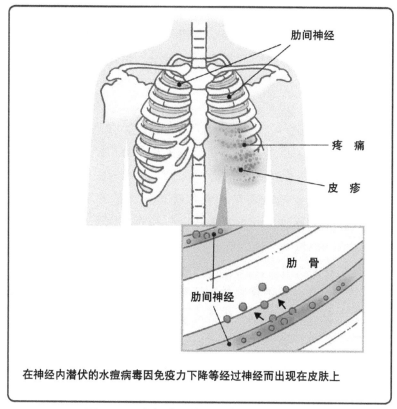

在神经内潜伏的水痘病毒因免疫力下降等经过神经而出现在皮肤上

图3-24　胸部肋间神经上产生的带状疱疹

使用阿昔洛韦软膏的效果很好。在投药的同时，患者需要静养恢复体力。如进行适当的治疗，则1周至10天左右水泡就会变成疮痂而治愈。

在带状疱疹的程度严重、患者高龄、免疫功能低下、初期没能进行适当治疗等情况下，类似于神经痛的疼痛会在治愈后作为后遗症残留。带状疱疹后神经痛的治疗方法还没有明确。根据需要可组合使用神经阻滞和理学疗法、非类固醇类消炎药、抗忧郁药物、抗痉挛药物、激光治疗等。

强烈的疼痛持续时，可在疼痛门诊进行持续胸部硬膜外阻滞、神经根阻滞、星状神经节阻滞等。此外，疼痛持续对日常生活造成障碍时，可对脊髓进行电刺激。也可以植入硬膜外电极进行自我刺激来缓解疼痛。

美国认可对60岁以上的人群注射带状疱疹疫苗。该疫苗是1974年日本研制开发的水痘疫苗。在美国、在欧洲等三十多个国家，这种疫苗作为预防带状疱疹的疫苗被广泛使用。但在日本还没有成为医保适用对象。

为预防带状疱疹而接种水痘疫苗的方法在日本不是很普遍，可以咨询熟悉带状疱疹的皮肤科和疼痛门诊。没有得过带状疱疹的60岁以上的高龄者可使用疫苗。

患带状疱疹的人处于压力和疲劳造成的免疫力降低的状态，因此需要避免不规则的生活和过度疲劳、操心，注意生活规律和充分摄取营养以及保持心境安静、充分睡眠和进行适度的运动。此外，该病在因过劳或压力等使身体疲惫时、因癌症等使免疫功能降低时容易产生，因此患该病时推荐同时进行全身性检查。

胸椎压缩性骨折

胸椎压缩性骨折是指脊椎的椎体被向重力受力方向强压而造成的骨折，是碾压骨头的力量作用于骨头时发生的骨折（图3-25）。这与人成为双足步行动物有关。骨质疏松症多见于高龄者，多发生于胸椎或胸椎和腰椎的过渡部位，有时会因稍有外力就发生椎体的压缩性骨折。在从高处坠落的事故中情况不尽相同。

此外，佝偻病和骨软化病、肾性骨营养不良等代谢性疾病

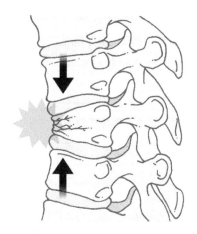

按箭头方向向椎体施加外力时产生的骨折。如有骨质疏松症则容易发生

图3-25　胸椎压缩性骨折

引起骨密度下降时也可能产生压缩性骨折。其中多起因于骨质疏松症。高龄女性的驼背也是胸椎多发性压缩骨折的原因。当患有特别严重的骨质疏松症时，咳嗽也可能引起骨折。

患者诉说在发生骨折的部位有中度或轻度的疼痛。在此病的急性期，会有睡觉无法翻身和无法向前低头程度的疼痛。也有因为癌症等恶性肿瘤转移而引起的压缩性骨折，因此需要正确诊断。骨质疏松症引起的脊椎压缩性骨折，只需要静养1～2周，疼痛就会逐渐减轻。也可使用腰椎固定带等轻度固定后，在床上静养等待疼痛减轻。高龄患者长时间在床上静养会引起呼吸器官和尿路系统的感染，也有引发痴呆的情况，有必要尽早进行步行训练。

疼痛强烈时，需要使用胸部硬膜外阻滞缓解疼痛，改善血液循环，但重要的是防止压缩骨折进一步恶化。骨折引起强烈变形或出现神经的压缩症状（腿部的麻痹等）时，可通过手术进行骨移植，或注入医疗用的水泥（骨水泥，甲基丙烯酸甲酯）固定压缩性骨折的脊髓，进行除去疼痛的治疗（经皮椎体形成手术）。长期的硬膜外脊髓电刺激疗法有时也会奏效。

症 例 **交通事故引起的背部疼痛以及自杀**

54岁，女性，护士长

接下来介绍一个因外伤后疼痛综合征引起背部疼痛而自杀的患者的例子。

患者在1年多前遭遇交通事故，撞伤背部和肩部。最初没有那么痛，但几个月之前从背部到右肩逐渐开始感觉到疼痛加剧，使用止痛药并进行了其他替代疗法，疼痛无法消除，对日常的工作造成障碍。经在职医院院长的介绍来本院就诊。

患者诉说在钝痛持续的基础上，偶尔有像被刀剐一样的疼痛。经过触诊，右背部至右上臂的皮肤温度降低，与左侧相比皮肤湿润，冷觉比左侧敏感（患者说是1.5倍左右）。触觉上没有左右差异，可见轻度的右上臂肌肉萎缩（肌肉变小）。在X光片中，可看到外伤引起的第7胸椎的轻度压缩性骨折。怀疑是外伤后疼痛综合征。对患者进行全身筛查的同时，为了保险进行了MRI检查。脊柱和椎间盘、脊柱管在图像上没有异常。患者住得较远，因此住院并进行持续的硬膜外阻滞后，确认可去除疼痛。接下来确认了通过右胸部交感神经节阻滞也可去除疼痛，并进行了苯酚阻滞。疼痛完全去除，患者恢复工作，生活得较顺利。

但是，几个月之后患者疼痛复发，经院长传达了希望治疗的意愿。我开始准备再次进行阻滞或采用脊髓电刺激疗法，但几天之后得到联系，说该患者已经自杀。

值得反省的是我因为工作繁忙没能对该患者进行充分的事后追踪。虽然我对患者也说明了几个月后有疼痛复发的可能性，但没能充分地对患者讲解通过几次治疗后疼痛可能不再复发，也没告知患者下一个阶段可采用脊髓电刺激疗法，至今觉得很遗憾。据院长说这位患者是非常认真的人，其他护士很敬重她。因就职医院繁忙，工作任务很重，患者觉得自己难于休假等原因也造成了这起悲剧。这是非常遗憾的病例。

胸椎管狭窄

这是因年龄原因引起的胸椎变形、黄韧带硬化、后纵韧带骨化症、椎间盘突出，偶尔因胸椎椎间关节肥厚等引起脊柱管变窄的病（图3-26）。变窄部分范围较宽为日本特有的疾病。

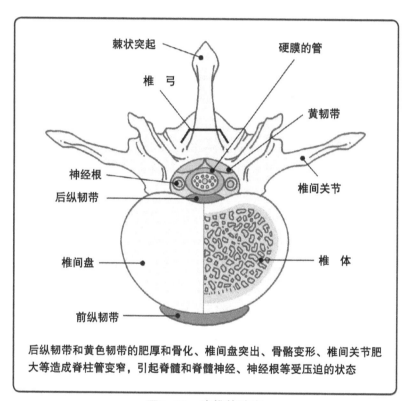

棘状突起

硬膜的管

椎 弓

黄韧带

神经根

椎间关节

后纵韧带

椎间盘

椎 体

前纵韧带

后纵韧带和黄色韧带的肥厚和骨化、椎间盘突出、骨骼变形、椎间关节肥大等造成脊柱管变窄，引起脊髓和脊髓神经、神经根等受压迫的状态

图3-26　胸椎管狭窄

⚡ 广范围椎管狭窄

该病被指定为56种特定疾病之一，是因颈椎、胸椎、腰椎

在广范围内脊柱管变窄，引起脊髓神经障碍的病。患此病时，在颈椎、胸椎以及腰椎部位，有2处以上存在脊柱管狭窄的情况。此病不包括颈椎和胸椎的过渡部位以及胸椎和腰椎的过渡部位变窄的情况。

在日本，患者数推算为每年2300人。其中多见于中年以后的男性。狭窄部位多并发在颈椎部和腰椎部。致病原因包括先天性的因素和年龄因素，但还没有明确。

作为症状，主要是手脚和身体的麻痹和疼痛、乏力感等。手脚无法用力时，需要他人照顾日常起居。

此外，还会出现间歇性跛脚的症状。也可能伴随排尿或排便障碍，有时会因摔倒造成症状急剧恶化。

作为治疗，可使用颈椎牵引、腰椎牵引、固定用具等。此外，也可使用消炎镇痛药以及维生素B12等药物，疼痛强烈时进行神经阻滞。治疗无效时，需要住院进行神经阻滞并持续进行颈椎和腰椎牵引。

当保守治疗没有效果时，需进行手术疗法。包括前方减压固定手术（从前方对颈椎部的狭窄部位减压，并放入自体骨头进行固定），以及从后方进行减压的椎板切除术或椎管扩大术等。一般来说，当颈椎有几处狭窄部位时，可进行脊柱管扩大手术；在胸椎部，可从后方进行椎板切除术；在腰椎部可从后方进行椎板切除术、开窗术、固定术等。但手术需麻痹脊髓，术后会残留手脚疼痛或麻痹症状，症状时好时坏，需要在保守治疗的同时观察经过。但当此病造成手脚力量下降，排尿或排便有障碍时，不进行手术疗法则难以减轻症状。

⚡ 后纵韧带骨化症

此病也是56种特定疾病中的一种。连接脊椎椎体后边缘的、在脊柱内纵向走向的后纵韧带骨化而肥厚，造成此脊髓所在的椎管变窄，脊髓或脊髓向外延伸的神经根被压迫而引起神经障碍。根据脊椎的骨化水平分别称为颈椎后纵韧带骨化症、胸椎后纵韧带骨化症、腰椎后纵韧带骨化症（图3-26、图3-27）。

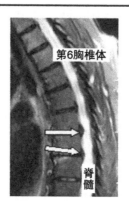

第6胸椎体

脊髓

特别是两个白色箭头指向的部位（第7~8，第8~9胸椎间盘）向脊柱管一侧突出，脊髓发生变形。仔细看发现第5胸椎水平左右压迫脊髓。此外，脊髓也从后面受到压迫（黄色韧带骨化症）

图3-27　胸椎发生的后纵韧带骨化症的MRI

已知发病患者多为中年以上男性，糖尿病患者和肥胖患者患此病的概率偏高。与此病相关的是遗传性因素和性激素的异常、钙和维生素D的代谢异常、糖尿病、肥胖倾向、老化现象、全身性增生、骨化部位的局部压力以及该部位的椎间盘突出等，但原因还没有被确定。

家族内发病的情况较多，因此可考虑与遗传基因有关。颈椎中产生此病的最早症状是颈肌和肩胛骨周边以及手指尖的疼痛和麻痹。症状严重时，疼痛和麻痹范围变广，感觉到腿部麻痹和感觉障碍，腿部无法运动自如，双手无法进行细小作业。

再严重时，排尿或排便会产生障碍，日常生活产生困难。

胸椎部位发生这种病时，可感觉到下肢乏力和麻痹。发生在腰椎时，步行时出现下肢疼痛以及麻痹、乏力等症状。半数以上的患者几年后症状也不会变化，但一部分人会因为病情加重而需要手术。此外，如摔倒等产生外伤有时会使症状加重。

作为保守性疗法，可使用颈椎的外固定用具。推荐使用高度可调节的用具。需避免脖子向后倾的姿势。作为药物疗法，可通过口服消炎镇痛药或肌肉松弛剂减少自觉症状。

进行手术之前，有时可通过神经阻滞疗法来改善血液循环。症状强烈时需进行手术治疗。该病容易与黄韧带骨化症和前纵韧带骨化症等疾病并发，需进行定期检查。症状也不一定会恶化，治疗方针需咨询专科医师。

⚡ 脊髓梗死

在脊髓中，后面有2根、前面有1根动脉来进行营养输送。颈髓主要是由椎动脉供给营养，胸椎以下由根最大动脉来供给营养。脊髓梗死通常起因于椎动脉之外的动脉障碍。症状有急剧的背部疼痛或手脚麻痹，对痛觉或温觉产生障碍，其他的感觉基本上没有问题。诊断可以通过MRI检查进行。

通常认为，特定的脊髓节（即第2~第4胸髓节）附近特别容易缺血，且大动脉的损伤（如动脉粥样硬化以及主动脉剥离、手术中的动脉结扎等）会比脊髓动脉本身的病变更容易造成梗死。脊髓前动脉受到侵袭时，会产生脊髓前综合征，其特征是通过脊髓后索进行传导的位置感觉以及振动感觉比较容易受损。此病一旦发病很难治疗。

腰为什么会痛？ ——各种腰部的疼痛

人类从四足行走进化成双足行走后，颈部为了支撑头部，腰部为了垂直支撑身体，呈现S形的弯曲（生理性弯曲）。当支撑沉重上半身的腰部以及支撑头部的颈部负荷过重时，人体容易产生腰痛和肩膀酸痛。这些病可以说是因为人类双足行走而产生的病。即是在进化过程中产生的病。如人类进一步进化，这些病也许会消失。

腰痛大部分是因为姿势不好或过劳、腰椎间盘突出或前移症、腰椎管狭窄症、腰椎变形、压缩性骨折、腰部挫伤等造成的（图3-28）。腰椎和腰部的肌肉支撑上身的体重，可向前或向后运动且运动范围大，跳动时会有相当大的重力作用在上面。

腰部疼痛除了这些腰部疾病之外也有腹部或下腹部、阴部等部位病因。如肾脏或尿管、大肠、大动脉、妇科、泌尿系统的病，恶性肿瘤等也会产生腰痛。此外，也有压力和身心性疾病、自律神经失调、歇斯底里等身心性腰痛。腰痛由多种多样的原因引起，因此不要自己判断，需要咨询专科医师。

由姿势不对或过劳等引起的急性腰痛症状，可通过静养和改善生活习惯自然治愈。最近，有很多病例表明急性腰痛不一定要静养，活动身体反而效果较好。长时间在空调制冷环境中进行桌面工作的人或以相同姿势工作的人都需要注意。另外，压力增加时症状会恶化。疼痛长期持续时，有可能与下述骨骼疾病有关，需要专科医师进行诊断。

腰椎间盘突出（图3-29）

椎间盘是由圆形凝胶状髓核和其周围的纤维环构成的，椎

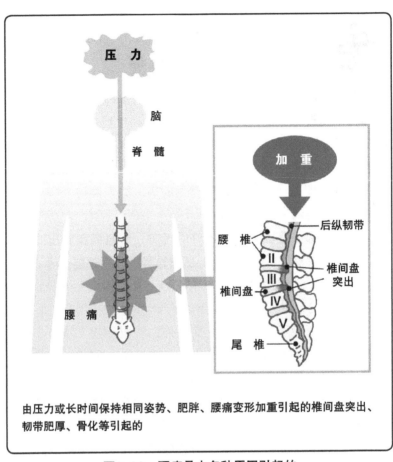

由压力或长时间保持相同姿势、肥胖、腰痛变形加重引起的椎间盘突出、韧带肥厚、骨化等引起的

图3-28　腰痛是由多种原因引起的

体起到缓冲作用。但是这个富有弹性的椎间盘会因年龄增长失去水分而导致变性。向椎间盘施加强压力时，髓核会被从纤维环的裂缝中挤压出来。这种现象发生于腰椎时，称为**腰椎间盘突出**。椎骨前方被强韧带（前纵韧带）支撑，因此髓核被挤出多发生在椎骨后偏向左右的地方。病因被认为是髓核被挤出或膨胀压迫后方的神经根。

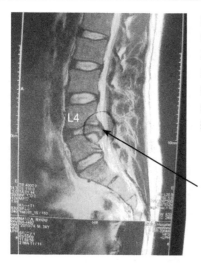

第4腰椎（L4）和第5腰椎之间的椎间盘髓核像舌头一样溢出，压迫马尾（支配脚部的脊髓神经），因此产生腰痛和左下肢的疼痛和麻痹。45岁时，该患者进行了硬膜外阻滞和经皮椎间盘摘除手术，疼痛得到缓解

椎间盘髓核溢出到脊柱管中压迫马尾

图3-29　腰椎间盘突出的MRI（矢状面）

　　为什么压迫神经就会疼痛，实际上不是很清楚。疼痛是因机械性地刺激疼痛神经，还是与神经一起延伸的血管被压迫而处于缺血状态尚不明确。发生椎间盘突出的地方集中在第4腰椎和第5腰椎之间，或第5腰椎与尾椎之间（图3-14）。腰椎间盘突出的主要症状不只是腰痛，还有弥漫至下肢的疼痛和麻痹。与站立时相比，前倾性坐着时疼痛加剧。此外，与坐骨神经相连的神经根被压迫时，大腿和小腿、脚部都会产生疼痛，这被称为**坐骨神经痛**。

　　除此之外还有腿部肌力的下降，严重时会有麻痹和排泄障碍的情况，同时有拉塞格氏征（仰卧时直腿高举，健康时可以抬到80～90°，但患此病会因疼痛而无法向上抬）。疼痛剧烈时，可躺下轻轻弯曲腿部，用舒适的姿势静养。被挤出的髓核和纤维环也有被自然吸收而消失的可能性，可先进行3～6个月的保守疗法来观察。

这之间可进行药物疗法或神经阻滞、使用紧腰衣、温热、牵引疗法等。采取这些疗法后神经症状明显，日常生活特别是运动产生障碍时，通常通过手术将髓核去除。此外，在长期的观察中，会对采取手术还是保守治疗上产生意见分歧[1] [2]。在硬膜外阻滞疗法的长期（12年）观察中，确认到明确治疗效果[3]。最近也在进行不切开皮肤的经皮腰椎间盘摘除手术、减压术或使用内视镜的手术，短时间内即可完成。对于长期的效果，仍需要少许时间观察[4]。此外，也可使用激光疗法或注入木瓜凝乳蛋白酶来溶解椎间盘或进行凝固。这些方法都是有利有弊的。

| 症 例 | 腰椎间盘突出 |

42岁，女性，主妇

患者约两年前开始出现腰痛和右下肢麻痹，呈前屈姿势时疼痛增加。因疼痛造成睡眠障碍，使用镇痛剂服他灵和乐松及安眠药乐导蒙来应对疼痛。6个月前症状开始恶化，进行神经根阻滞缓解疼痛，但2个月前症状再次恶化，使用镇痛剂疼痛也没有缓和。实施腰部硬膜外阻滞，隔周进行1~2次，共进行20次，症状时好时坏。11月25日进行经皮椎间盘减压手术，之后腰痛和麻痹消失。经过10个月的观察，疼痛程度由8.5减轻到2.3。满意程度90%。

1） Awad JN,Moskovich R,:Lumbar disc herniations:surgical versus nonsurgical treatment.Clin Orthop Relat Res.2006;443:183-97.

2） Weinstein JN,Lurie JD,Tosteson TD,Tosteson AN,Blood EA,Abdu WA,Herkowitz H,Hilibrand A,Albert T,Fischgrund J.:Surgical versus nonoperative treatment for lumbar disc herniation:four-year results for the Spine Patient Outcomes Research Trial(SPORT).Spine 2008;33:2789-800.

3） Conn A,Buenaventura RM,Datta S,Abdi S,Diwan S,:Systematic review of caudal epidural injections in the management of chronie low back pain. Pain Physician.2009;12:109-35.

4） Manchikanti L,Derby R,Benyamin RM,Helm S,Hiesch JA.:A systematic review of mechanical lumber disc decompression with nucleoplasty.Pain Physician 2009.12:561-72.

像这种使用镇痛药和神经阻滞依然不能去除疼痛或腿部麻痹持续时，可通过手术进行最低限度的外科侵袭性疗法来去除疼痛和麻痹。总之，需要根据情况来选择疗法（图3-29）。

⚡ 腰椎狭窄症

腰椎的椎体和椎弓之间有被称为椎管的管道，其中有脊髓和脊髓神经。腰部的脊髓神经成束状，从椎间孔伸出椎管外，延伸至腰部和腿部。腰椎管狭窄症是椎管因多种原因变窄，压迫神经和血管产生的病变。造成椎管狭窄的原因有先天性原因和椎间盘突出、脊椎前移症、变形性腰椎症、韧带肥厚等原因。这是在高龄者中多见的病变（图3-30）。

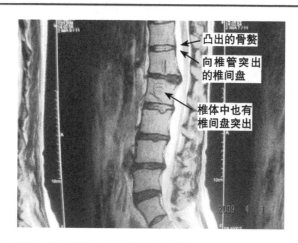

78岁，男性。第1腰椎和第2腰椎之间的椎间盘向椎管突出，压迫脊髓下端。此外，第2腰椎和第3腰椎之间的椎间盘向第3腰椎椎体发生椎间盘突出。第3腰椎以下的椎间盘也变性，在脊柱内像瘤一样突出，压迫脊髓神经

图3-30　腰椎狭窄症

腰痛和腿部疼痛、麻痹是主要症状，有时会有稍微走动则腿部疼痛或麻痹无法走路的情况。处于前倾姿势而稍微休息后又成为可走路的状态（间歇性跛脚）。处于前倾姿势时，椎管稍变宽觉得舒服些，可再走路。腿部的血流障碍（阻塞性动脉炎、动脉硬化症）可见同样的症状。因血液循环障碍也可造成间歇性跛脚，但没有其他症状。通过X光片检查和MRI检查可确诊此病。可通过药物疗法和神经阻滞法去除腰痛，改善血液循环，从而使症状得到改善。此外，为使腰处于正确位置有时需要使用束腰衣。

如进行这些治疗症状也无改善、神经症状加剧无法步行或排尿和排便产生障碍时，需要进行手术，削开椎管的骨头，去除压迫。手术的治愈率有很大的个体差异和医疗机构间的差异。此病是采取手术好还是采取保守治疗好，根据观察期间长短以及是否进行康复治疗等而不同[1][2]，请与专家充分讨论。

此病的预防方法有以下几点①年轻时就开始注意不以相同姿势工作很久；②不费力拿过重的物体；③不弯腰拿重物、不长时间弯腰工作；④避免因交通事故或外伤等扭伤腰部；⑤在日常生活中进行适当的运动；⑥注意营养，多吃多含维生素D和钙的食物。

患有此病时患者能够做到的有如下几点①即使需要经常休息也坚持走路；②在家里也坚持活动身体，不以相同姿势长时间坐着（2小时以上）；③不拿重物；④保持腰部和腿部温暖。

1） Chou R, Baisden J, Carragee EJ, Resnick DK, Shaffer WO, Loeser JD.: Surgery for low back pain: a review of the evidence for an American Pain Society Clinical Practice Guideline. Spine 2009; 34: 1094-109. Spine(Phila Pa 1976). 2009 Aug 1;34(17):1839-48.

2） Rehabilitation after lumbar disc surgery: an update Cochrane review. Ostelo RW, Costa LO, Maher CG, de Vet HC, van Tulder MW.

症例①	脊柱管狭窄症、脊椎压缩骨折、椎骨变形症 ——疼痛造成的卧床不起到恢复和步行

97岁，男性，无职业（退休区长）

因腰痛和下肢疼痛，这几年过着卧床不起的生活。半坐在床上，在家人的照料下进食。住院时脊椎的X光片以及MRI结果显示脊柱管狭窄、脊椎压缩性骨折以及椎骨变形。因高龄患者期望在家治疗，因此在家里隔天进行胸部和腰部的硬膜外阻滞，配合运动疗法。观察到疼痛缓解和肌力恢复，可在家中步行，运动功能逐渐开始活跃。本人积极性很高，家人对此很吃惊。3个月后可在家附近散步，本人很想去看电影。

症例②	颈椎型神经根症、脊柱管狭窄症、腰椎间盘突出

61岁，女性，无职业

患者15年前开始诉说右上臂部疼痛和正中神经区域麻痹症状。可见拇指球肌萎缩，以及在X光片上看到颈椎变形和胸椎变形，在核磁共振检查中观察到脊柱管狭窄。采用牵引疗法和联苯乙酸巴布剂（擦剂）、扶他林胶（擦剂）等镇痛药疼痛也没有治愈。颈部和胸部硬膜外阻滞（共54次）后，上臂麻痹和疼痛从10减到2，腰痛从10减到5左右。现在每隔2～3周进行一次硬膜外阻滞作为预防性治疗，并观察经过。

⚡ 腰椎变形症

主要是由椎间盘的老化（变形）引起的。椎间盘会随着老化失去弹力，不久就会因背骨上的压力而被破坏。其结果是椎骨间隙变窄、椎骨之间相撞、连接椎骨的椎间关节磨损。此外，因刺激引起椎体周围骨骼增殖，会长出被称为骨赘的凸起（变形）。骨赘会压迫神经和周边组织而引起疼痛。对于为什么会疼痛有各种假说①骨赘机械性地刺激疼痛神经；②骨赘压迫周围血管使血流变小而出现缺血症状，从而引起缺血性疼痛；③在周围组织中疼痛物质积累，因此产生疼痛（图3-15）。

在高龄者、体力劳动者及因体育运动者等对腰部负担大的人群中多见。主要症状是腰痛或腰部沉重、乏力等，进行弯腰或挪动腰部等动作时会产生疼痛，如早上起床时或睡觉翻身时的动作。长时间站立或一直坐着疼痛也会变强。骨骼变形的大小和疼痛程度没有什么关系，即使有变形性腰椎症也不一定会出现症状。患处周围的肌肉变弱，有时会引起慢性腰痛症或闪腰。

作为治疗，以神经阻滞疗法为中心，服用消炎镇痛药。疼痛强烈时或不容易保持姿势时使用束腰衣，并进行牵引疗法和温热疗法等。疼痛恢复时，做腰痛体操等来锻炼肌肉，准备工作。

⚡ 骨质疏松症

高龄化社会的到来使该病增加，成为社会问题。这个病的推测患者数据说有1000万人以上。因脊椎或大腿骨颈部骨折的原因造成卧床不起的高龄者现在有约10万人，在骨折的主要原因中，不可忽略的就是骨质疏松症（图3-31）。这是骨中的盐分减少变脆后，弯曲背部而身高变矮，背部和腰部产生疼痛的病。患骨质疏松症，容易被绊而摔倒，大腿根和手腕部都容易骨折。原因有高龄和缺钙、运动不足、维生素D不足等。特别是更年期的女性，因女性荷尔蒙（雌激素）不足造成骨骼的盐分（钙）不足，与男性相比容易引起骨质疏松症。已知女性荷尔蒙的雌激素可调节破骨细胞分解骨的速度、维持骨量。更年期障碍等引起雌激素减少时，钙不停地从骨中溶解出来，骨质变得酥松。女性中比较早的人会在40多岁发病，随着年龄的增加，80多岁的人群中每3人中就有2人患有此病。

该病的预防方法是从年轻时就增加骨盐量，减缓伴随加龄而钙减少的速度。因此，应摄取含钙食物，或者充分摄入含促进钙吸收的维生素D的食品，适当进行使骨骼结实的运动。以每天摄入1000mg钙为目标，每天走路2~3公里，在室外进行日光浴等。平时多活动对预防骨质疏松症是最重要的。此外，到

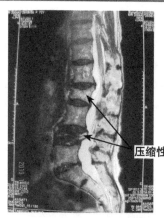

患者是75岁女性，美容师。因骨质疏松症造成第2腰椎椎体和第4腰椎椎体的压缩性骨折。第4腰椎变得像饼干一样扁平。第2腰椎在压缩性骨折的同时发生变形。椎间盘也变形向脊柱管突出，引发脊柱管狭窄。饮食和长时间的站立工作被认为是病因

压缩性骨折的椎体

图3-31　骨质疏松症引起的腰椎压缩性骨折和椎体变形

了中年之后，定期进行骨盐量的测定，监视自己的骨骼状态也是重要的。高龄者注意不要向前摔倒或屁股着地摔倒，注意不要抽烟和过多摄入咖啡。年轻时的过分减肥也会造成骨盐量积蓄的减少。

作为治疗，摄取钙和维生素D制剂，服用二磷酸盐制剂以及补充女性荷尔蒙的疗法是有效的。摄取钙时比较理想的是饮用含维生素D的、吸收率高的牛奶。不能喝牛奶的人可摄取奶粉或小鱼和绿色蔬菜等。

⚡ 慢性腰痛的对策（自己可做到的预防和治疗）

慢性腰痛也可认为是生活习惯病，与日常生活的关系密切。自己可做到的预防和治疗有以下几条。

① 避免过劳：此病是因重力造成腰骨和肌肉的负担过重而引起的。双足行走的人类的腰骨从弯曲程度来看不是生理学上理想的形态。

② 减少体重：肥胖会对腰骨造成负担。

③ 不停地活动身体：长时间保持相同姿势会使腰部肌肉和骨骼的血液循环

被破坏。其结果是肌肉部分缺血，成为腰痛的原因[1]。

④ 尽量步行：没有每天必须走多少步的规定，配合本人的体力步行即可。通过步行，不仅可以活动腰部肌肉，也可以活动全身的肌肉，改善血液循环和脑的活性化。如觉得腰腿疼痛可适当休息后再走[2][3]。

⑤ 进行适合自己的腰痛体操：现有的多种腰痛体操并不是都有依据的。从广播体操到健身俱乐部的运动疗法，种类很多，可以咨询康复专科医师和力学疗法师、作业疗法师等。

⑥ 平躺休息：对腰部骨骼和肌肉最不造成负担的是平躺的姿势。腰痛时，请采取这个姿势并尝试运动双腿。

⑦ 不做前倾姿势：这个姿势会加剧腰部骨骼承重。用这个姿势拿起重物时，更是对腰部造成负担。

⑧ 不长时间采取相同坐姿：坐着时也尽量活动腰部肌肉。此外，坐着时不拿重物。与前倾姿势一样，这个姿势也会对腰部造成负担。

⑨ 做单杠悬挂运动：相当于自己在进行牵引疗法。倒挂在单杠上时活动腿部则更有效果。

以上是针对慢性腰痛的对策。慢性腰痛的原因是多种多样的，这些方法不一定适用于所有病症的情况。

膝盖为什么会痛？
——各种膝部疼痛

髌骨疼痛也称为"膝盖大腿骨疼痛综合征"或"膝盖大腿骨压力综合征"、"前膝疼痛综合征"。此病是运动膝盖时特别是跑步时膝盖骨后侧和大腿骨下端相摩擦而疼痛的状态。膝

1）Choi BK, Verbeek JH, Tam WW, Jiang JY. Exercises for prevention of recurrences of lowback pain. Cochrane Databases Syst Rev. 2010 Jan 20; (1): CD006555.

2）Sorensen PH, Bendix T, Manniche C, Korsholm L, Lemvigh D, Indahl A, An educational approach besed on a non-injury model compared with individual symptom-based physical training in chronic LBP.A pragmatic, randomised trial with a one-year follow-up. BMC Musculoskelet Disord.2010 Sep 17; 11: 212.

3）Burton AK, Balague F, Cardon G, Eriksen HR, Henrotin Y, Labad A Leelere A, Muller G, van der Beek AJ:EUROPEAN GUIDELINES FOR PREVENTION IN LOW BACK PAIN, 2004.

盖骨是圆形的，连接有膝盖周围的韧带和肌腱，在正常的状态下膝盖骨微微上下移动不会接触大腿骨（图3-32）。

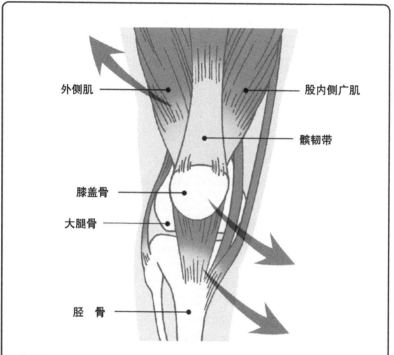

膝关节被拧到内侧，膝盖骨被拉向内侧。膝盖骨上的股四头肌（股内侧肌、股侧肌）将膝盖骨向外拉扯。这样施加相反的力，会造成膝盖骨内侧和大腿骨末端摩擦而引发疼痛

图3-32　髌骨疼痛

图中标注：外侧肌　股内侧广肌　髌韧带　膝盖骨　大腿骨　胫　骨

　　跑步或走路过分运动腿部时，膝关节向内弯曲，膝盖骨被向内拉伸。膝盖骨上的股四头肌将膝盖骨向外侧拉扯，这样就会有相反的力作用于其上，引起膝盖骨后侧和大腿骨末端相摩擦产生疼痛。在美国十几岁的年轻人中，1/3的人都诉说有此症

状。那么不是很喜欢运动的日本的年轻人呢？笔者虽然很好奇这个问题，但因没有统计结果，答案不明确。

髌骨疼痛有的是因结构上的异常引起的，例如，膝盖骨的位置比正常状态高或低、膝盖骨和肌肉位置错位、正常时对膝盖安定起作用的大腿肌肉减弱、小腿肚肌肉减弱、跟腱变硬等。大腿肌肉变弱时，膝盖骨横向运动与大腿骨摩擦，引发此病，或是因步行或跑步时，体重过于加重到脚的小指一侧，引发此病。

跑步时产生的疼痛和肿胀集中发生在膝盖骨内侧边缘。最初只是在跑下坡路时感到疼痛，逐渐无论在哪里跑都会疼痛，接下来在进行跑步之外的动作（特别是下楼梯）时也会感到疼痛。

当疼痛发生时需要停止跑步。这时候可以进行骑自行车、划船、游泳等运动。当痛因是肌肉弱时，可进行大腿后侧肌肉和前面肌肉（股四头肌）的伸展运动，或强化将膝盖骨向内拉伸的肌肉（大腿内侧肌）的运动是有效的。咨询专科医师，在鞋中垫上与脚的形状相符的鞋垫，有时会有效果。疼痛强烈时，内服消炎镇痛药以及冷却局部、用支撑带进行半固定等，通常都会恢复得较好。当结构性的病变是原因时，有时需采取手术治疗。

 ## 骨关节炎

该病是以肌力降低和年龄、肥胖等为诱因的，是膝关节软骨以及半月板的咬合处松动或变形、发生断裂，某些时候因炎症造成关节液过剩蓄积，伴随疼痛的疾病。在日本，推测患者数约为700万人（日本厚生劳动省调查的数据）。有数据表明，

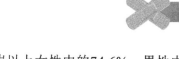

50岁以上女性中的74.6%、男性中的53.5%都是骨关节炎的患者（吉村，2005年）。有对膝关节起缓冲作用的膝软骨和半月板长时间慢慢磨损变形引发的情况（原发性），也有因类风湿关节炎和膝盖受伤等其他原因引发的情况（继发性）。正常的膝盖中，富含玻璃酸的关节液充满关节之间，起到保证膝盖顺利动作和营养补给的作用。此外，韧带可连接关节处的骨头，并使其稳定化。最开始，障碍出现在关节软骨上，逐渐向半月板以及韧带断裂发展，由此会引发关节炎和过度蓄积关节液的膝关节积水。此时关节内玻璃酸浓度降低，进一步失去柔软性。初期，在上下楼梯或开始步行时会疼痛，正座或下蹲的姿势会变得不舒服。病情进一步恶化时，起床时会感觉到膝盖僵硬以及关节的炎症。再进一步恶化会造成大腿骨和胫骨直接摩擦而产生剧烈疼痛（图3-33），步行变得困难，有时会造成膝盖疼痛无法去除。

　　也有人指出该病与O型腿的关系。该病的发病机制还不是很明确，但随年龄增长容易增加，多见于中老年肥胖女性中。如血液检查时的血糖值高，则怀疑糖尿病或神经性关节病。在服用消炎镇痛药和使用固定用具、康复治疗等保守疗法无效时，选择手术疗法。对于该病而言，很多时候生活习惯是原因之一。需要避免过度运动，改善饮食以及减肥等，同时进行适当的运动来维持肌力，减轻对膝盖的负担。这些都有减轻疼痛、延缓病症恶化的效果。在手术疗法中，可使用关节镜进行简单的手术，也可将膝关节替换为人工关节。

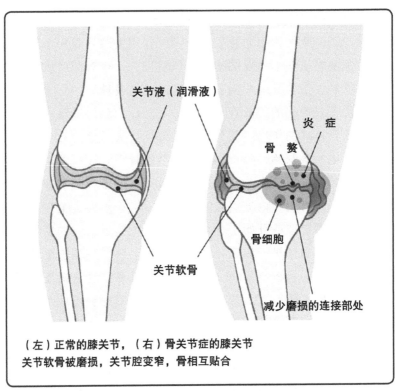

关节液（润滑液）

炎　症

骨　赘

关节软骨

骨细胞

减少磨损的连接部处

（左）正常的膝关节，（右）骨关节症的膝关节
关节软骨被磨损，关节腔变窄，骨相互贴合

图3-33　骨关节炎（纵向截面）

类风湿性膝关节炎
（膝部的类风湿关节炎）

　　与骨关节炎不同，该病在20～50岁发病。很多时候没有预兆，症状在长年中缓慢恶化。会发生在手指关节和手腕、肘、肩等所有关节上。不只是疼痛，也会有关节肿胀和发热（炎症）现象，特别是早上会变得僵硬。多发于体重负担大的下肢关节，特别是膝盖，其次多见于股关节。在关节疼痛的同时常伴随全身乏力和疲劳感，以及突然消瘦和发烧。多见于女性

（75%为女性），属于自身免疫性疾病。也怀疑有遗传性因素，但还没有明确。

此疾病也会对心脏、皮肤等其他组织和脏器产生影响，如有疲劳和体重减轻或类似于流感的症状等。炎症恶化时，可引起滑膜损伤和关节永久性破坏（图3-34）。患该病70%～80%的人会在血液检查中看到类风湿因子（瓜氨酸肽抗体）阳性、显示炎症的红细胞沉降速度变快、血液中的C反应蛋白质（CRP）水平高等。在骨破坏程度检测中，MRI是有效的。此外，关节液中的炎症物质分析也可成为诊断证据。

类风湿关节炎如在初期，应尽早进行积极治疗，可在很大程度上延缓病情恶化，且基本可以控制几乎所有的膝盖疼痛。治疗有去除疼痛和内服抗类风湿药物以及类固醇等。但不推荐长期使用类固醇。药物的选择需要咨询专科医师。

在手术疗法中，对类风湿炎症引发的带状炎症部位（囊炎）进行摘除（滑膜切除术）可缓解疼痛和运动障碍。有切除坏掉的关节替换成人工关节（人工关节置换术）、将坏掉的关节进行固定使其稳定而去除疼痛（关节固定术）、将变形严重的脚趾关节进行矫正（关节切除术、形成术）、对切断的肌腱进行连接和移植（肌腱形成术）等疗法。在康复疗法中通过运动疗法和物理疗法、作业疗法、使用用具等来改善患者的生活质量。

在疼痛门诊中，有以改善下肢血液循环、缓解疼痛为目的，进行腰部交感神经节阻滞和硬膜外阻滞的方法。自己能做到的是每天在可能的范围内数次活动手臂和腿的关节数次（如自己无法进行时可请别人帮助）以及进行活动关节和全身的类风湿体操等。另外，在对关节不造成负担的温水游泳池中做运动，也是较好的方法。

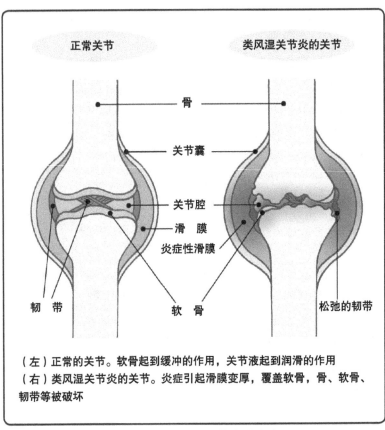

正常关节   类风湿关节炎的关节

骨

关节囊

关节腔

滑　膜

炎症性滑膜

韧　带

软　骨

松弛的韧带

（左）正常的关节。软骨起到缓冲的作用，关节液起到润滑的作用

（右）类风湿关节炎的关节。炎症引起滑膜变厚，覆盖软骨，骨、软骨、韧带等被破坏

图3-34　类风湿关节炎的病变

　　为了能够自立生活，患者需要检查自己的入浴、饮食、排泄、移动、穿脱衣、家务活等日常动作，来掌握自己的状态。但颈椎有症状而发生亚脱臼时，过度运动颈部是危险的，需要注意。

脚为什么会痛?
——各种脚部疼痛

膝盖以下产生疼痛时需要考虑多种疾病。如骨骼疾病和神经系统疾病、代谢性疾病引起的并发症以及血管病变引起的疾病、肿瘤等。脚的骨头和肌腱、肌肉的疾病，几乎都是以人类双足步行造成的负担过重为原因的。

❹ 拇指外翻

这是脚的拇指向外侧（小脚趾侧）弯曲的病。**拇指外翻**被认为主要是由扁平足（没有脚心部）和阔跖足（脚面部分宽向延伸的状态）等脚部形状异常和鞋子不舒服以及生活习惯造成的。脚发生变形会无法穿普通的鞋子。如此时过分用力穿鞋而费力行走，脚容易疲劳，并且膝盖和股关节也会产生疼痛，姿势变差，从而引起肩部僵硬或头痛。一旦形成拇指外翻则无法自然恢复。疼痛减轻时如不注意也会在几年后再次变形而出现强烈疼痛。

病情进一步恶化时，其他脚趾也向外侧弯曲，引起脱臼等，使伸展脚趾变得困难。此时只有通过手术治疗。在病情严重之前要穿较宽松的鞋，或使用工具来控制疾病恶化。

脚部有脚后跟、拇指根和小脚趾根这三个支点形成的圆弧（图3-35）。除了脚心部（内弓）之外，还有拇指和小脚趾之间的横弓，小脚趾和脚后跟之间的外弓。这3个弧度保持良好时，脚具有很好的缓冲作用。这3个弧度被破坏时，不单是因疲劳和脚心疼痛对脚造成一定障碍，也会造成拇指外翻和趾骨痛等脚部疼痛，更会造成膝盖疼痛和腰痛、身体骨骼歪曲和肌肉疼痛等。

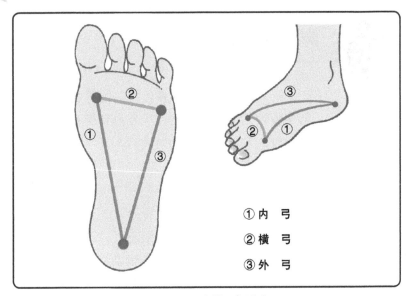

① 内　弓

② 横　弓

③ 外　弓

图3-35　脚的3个弧度

⚡ 疲劳性骨折

疲劳性骨折也是脚部疼痛的原因之一。所谓疲劳性骨折，是指较小的力反复作用于骨骼的同一部位而产生的骨折，也就是类似金属疲劳的骨折。在跑跳等运动中会多发于小腿骨。多见于运动选手。疲劳性骨折部分会肿胀，运动时会产生疼痛，休息时则疼痛消失。

疲劳性骨折初期有时在X光片上看不出来，没有异常，但活动脚产生疼痛或脚部肿胀时，怀疑是疲劳性骨折。应暂时中止运动，尽量静养，有必要则通过石膏或固定带对患部进行固定。2～3周后疼痛和肿胀消失。疼痛强烈时，需要涂抹或服用消炎镇痛药。

⚡ 摔倒引起的骨折

因运动功能衰退，高龄者容易摔倒。可根据骨折的程度和位置，考虑进行保守性治疗还是手术治疗，这需要专科医师进行判断。摔倒的部位有疼痛持续或无法活动的症状或者有血肿时，请拜访专科医师。

高龄者有时会因骨折造成卧床不起，这是需要注意的。需要尽早使用拐杖或步行器。高龄者骨头脆弱，容易造成股骨颈骨折和肱骨外科颈骨折、桡骨远端骨折、脊柱压缩性骨折等。

不仅是高龄者，有骨质疏松症的人、长期使用类固醇药物的人、进行化疗的患者也需注意。

 痛　风

这是尿酸残留在血液中（高尿酸血症）而引起关节炎的疾病。据说病名是因为此病遇风就产生疼痛。痛风发作最开始多见于脚的趾关节（脚趾根部关节处）（图3-36）。关节产生剧烈疼痛，伴随局部发热。病情恶化时会发展到脚关节和膝关节。痛风发病的患者有75%在没发病时也会在血液检查中观察到高尿血酸症，不能因数值正常而否定痛风。

痛风性关节炎起因于对析出于关节囊中的尿酸结晶的炎症反应，高尿酸血症是其原因之一。但在高尿酸血症患者中，实际上患有痛风的患者是极少数，因此也有临床医师认为引起痛风的直接原因是其他因素，而不对高尿酸血症患者给予降低尿酸值的药物。因为痛风也可能在使用高尿酸血症治疗药物后尿酸值急剧下降时发作。

痛风患者的90%以上是男性，特别是饮用啤酒多的人。尿酸是嘌呤的代谢产物，摄取嘌呤多时，则可能成为高尿酸血症和痛风的原因。肉和鱼中含有的嘌呤会增加患痛风的风险，但蔬菜中所含有的嘌呤（豆类）却不会使风险增加。摄取含砂糖多的饮料和果汁也会增加患痛风的几率。

但是，通过饮食来控制和预防痛风发作是极为困难的。此

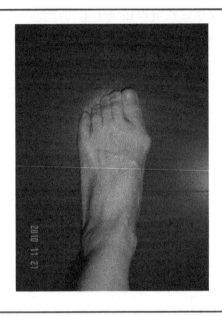

图3-36　趾关节变形的痛风患者的脚（左脚）

外，精神压力和水分摄取不足也会成为痛风发作的诱因。平时有意识地多喝水，将血液中的尿酸通过尿排出体外，可将尿酸浓度保持得较低。如在关节腔穿刺液检查中检测到白细胞（粒细胞）增加和尿酸结晶，则85%左右可以证明患痛风。

　　作为治疗，有内服抑制中性粒细胞活动的药物（秋水仙素）、内服消炎药、进行患者管理（静养保护）、通过多摄取水分而缓慢将尿酸排出、排除尿酸值上升的原因等这5个方法。疼痛强烈期的患者，严禁动患部以及入浴。此外发作的一个月之内不要服用降低尿酸值的药物。

　　作为预防，高尿酸血症患者可预防性地服用尿酸产生抑制剂别嘌醇或尿酸排泄促进剂苯溴马隆或丙磺舒，以改善高尿酸血症。推荐患者控制过量饮酒、减少嘌呤摄取、补充充足的水分、将尿保持为碱性、多运动以及消除压力等。此外，也有人指出此病与遗传的相关性，因此父母兄弟中有患此病的人需特别注意日常生活。

大量摄取有利尿作用的绿茶、红茶、咖啡等并大量排尿，可以使大量尿酸排泄到体外。但利尿作用过度时，会引起脱水症状，反而使症状恶化，或有形成尿路结石的可能性。具体而言，散步等有氧运动、饮食低盐低热量、多摄取富含钙的食品（海藻等）、进行充足的水分补给、入浴、充分的睡眠等具有预防和治疗痛风的效果。

◆ 足底肿痛

跟骨骨刺（图3-37）是脚跟骨骼的异常增殖。跟骨骨刺被认为是脚跟部骨骼被肌腱和附着于骨头上的筋膜过度牵引造成的。跟骨骨刺比较常见，通常不会有疼痛感，但当周围组织中产生炎症时则会引起疼痛。

作为初期症状，通常在起床后开始走路时会感到疼痛。此外，长时间坐后，起身开始走路时也会产生疼痛。通过按压脚跟内侧脚心起始附近处产生疼痛时可进行诊断。如按脚跟中部也产生疼痛，则怀疑是跟腱后滑囊炎。

治疗以减轻疼痛为目的。垫上专用鞋垫，或使用固定带以及矫正用具等将足跟固定，可使根膜的延伸最小化，从而减轻疼痛。足跟缓冲性好和足底柔软的鞋也可以起到作用。此外，小腿肚的伸展体操和按摩也是有效的。疼痛强烈时，也有将类固醇和局部麻醉药混合液注射到疼痛部位的方法。

几乎所有的疼痛都可通过手术来消除。手术有将骨刺切除和切断内侧1/4跟腱膜的方法。有时术后也会有疼痛持续的情况。

· **跟腱后滑囊炎**：跟腱后滑囊位于跟腱的附着部分，跟骨的后上方。在跟腱和跟骨之间所夹的滑囊因受到机械性刺激而

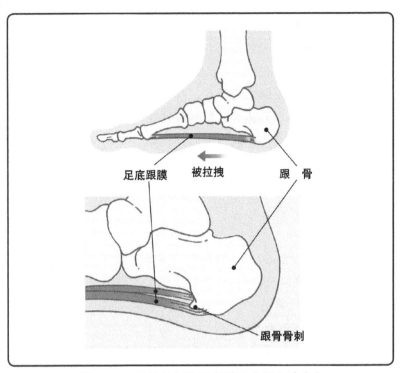

足底跟膜　　　被拉拽　　　跟　骨

跟骨骨刺

图3-37　跟骨骨刺的异常增殖（足底肿痛）

引起炎症（图3-38）。因鞋的刺激引起的情况较多，多见于年轻女性。在急性期可看到脚跟后上方部分发红并肿胀，慢性化时则变厚变硬。将脚关节向脚背方向扭曲时产生疼痛或产生局部疼痛。

　　跟腱后滑囊炎可从其症状来判断，但需要与骨折和类风湿关节炎以及其他关节炎鉴别。

　　作为治疗，可调整鞋子使脚跟的压迫得以减轻，或将橡胶、绒布等制成的垫子插入鞋里，减轻对脚跟的压力。穿能使小腿肚伸展的鞋，或在滑囊周围垫上垫子等都是有效的。

　　此外，有几款可缓解脚跟后方压力和跟腱后滑囊炎的鞋

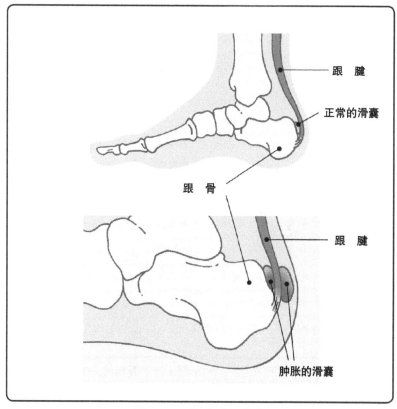

跟　腱

正常的滑囊

跟　骨

跟　腱

肿胀的滑囊

图3-38　跟腱后滑囊炎

子。疼痛强烈时可涂抹非类固醇性消炎药或将类固醇和局部麻醉药的混合液注射到产生炎症的滑囊中。疼痛持续时需切除跟骨的一部分。

　　此外，拇指球（脚心的拇指根部膨胀处）疼痛的原因有很多。如关节炎、血流障碍、脚趾神经紧压、跖骨(图3-39）长度以及位置异常等。

　　但是更多是因为神经损伤以及伴随年龄增长的被称为跖骨痛的变化引起的疼痛。拇指球疼痛主要是因包裹神经的组织增

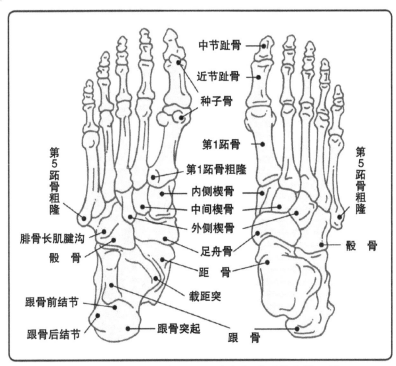

中节趾骨

近节趾骨

种子骨

第1跖骨

第1跖骨粗隆

内侧楔骨

中间楔骨

外侧楔骨

足舟骨

距骨

载距突

第5跖骨粗隆

腓骨长肌腱沟

骰骨

跟骨前结节

跟骨后结节

跟骨突起

第5跖骨粗隆

骰骨

跟骨

图3-39 下面（左）和正面（右）看到的人的足骨

殖引起的（神经瘤）。这种增殖可能发生在任意脚趾上，通常发生在第三趾和第四趾之间（莫顿神经瘤，图3-40）。

· 神经瘤：发生在单侧脚上，女性比男性多见。早期时，神经瘤在第三趾和第四趾周围产生轻微疼痛，有时会引起脚趾灼烧性疼痛。该疼痛在穿鞋尖较紧的鞋时更明显。症状恶化时，无论穿什么样的鞋都有从脚尖蔓延开的灼烧性疼痛。也有患者说拇指球中像进入了玻璃珠或小石子般的感觉。

作为治疗，在感到疼痛的部位注入类固醇药物和局部麻醉药的混合液，穿矫正用的鞋子。如没有效果，通过手术切除神经瘤则疼痛会消失，但其他部位的麻痹有时会长时间持续。

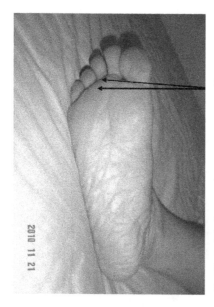

这部分（第三、四脚趾根部）的疼痛和麻痹

71岁，男性。在第三趾和第四趾（中趾和无名趾）根部感觉疼痛和麻痹。注射类固醇药和局部麻醉药的混合液也不能除去疼痛，进行腰部硬膜外阻滞后约1个月疼痛得到改善

图3-40　莫顿神经瘤

· 骨痛引起的疼痛：伴随年龄的增加，缓冲跖骨头部（跖骨前端的部分，图3-39）撞击的、起保护垫作用的脂肪减少而引发的疾病。放置会使跖骨头部位置的关节囊产生炎症（跖骨后滑囊炎）。在治疗中，可使用放入缓冲垫的特殊鞋子或使用可将重心从拇指球分散至脚整体的矫正用鞋子。

· 脚尖的关节痛：第一趾之外的4根脚趾的关节疼痛较常见，被认为是因关节错位而引起的。这种错位是足弓或高或低使脚趾处于弯曲状态（锤头脚趾）。弯曲的脚趾与鞋不停产生摩擦，导致该关节上的皮肤变厚而容易引起鸡眼（图3-41）。

作为治疗，为了去掉脚趾关节错位引起的压迫，应穿比较深的鞋，保护脚趾前端部分。治疗方法有使用适合患者脚心形

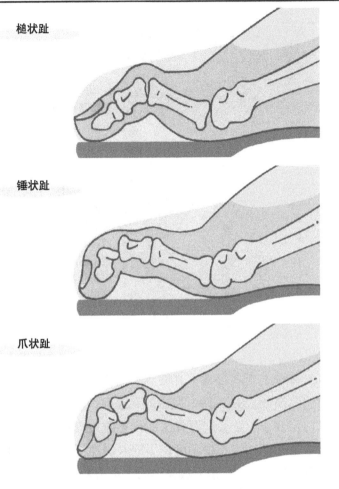

槌状趾

锤状趾

爪状趾

槌状趾常见于脚的第二、三、四趾，脚趾尖弯曲而无法伸直。这被认为是常年穿不合脚的鞋引发的

锤状趾是脚趾的第1关节向下弯曲的状态。槌状趾、锤状趾都是因为穿高跟鞋时脚的姿势不好引起的

爪状趾会导致足部神经障碍，在糖尿病神经炎或类风湿、酒精中毒、中风中可见

图3-41　槌状趾、锤状趾、爪状趾

状的鞋垫，或通过手术等使弯曲的脚趾变直，以及去掉鸡眼等，需配合症状进行治疗。

· **拇强直**：在拇趾根部发生慢性关节炎时，常见这种症状（图3-42）。扁平足（足弓塌陷）以及拇趾长的人、走路向内用力的人容易得这种病。站立和走路时足弓变低，脚向内倾斜（内转）。

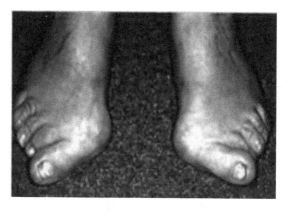

第一趾骨内转，大趾近节趾骨外翻，跖骨内侧隆起，变形为"<"字形。两侧拇趾外翻，趾关节部分严重弯曲

图3-42　严重的拇强直及拇趾外翻

脚内转经常会造成拇趾关节负担增加，引发疼痛或变形性关节炎以及使关节运动受到限制。此种疼痛会因穿不合脚的鞋或过于柔软的鞋而恶化，活动脚的拇趾会疼痛。穿鞋底较厚的鞋时疼痛会缓和。

如放置则在行走会逐渐无法弯曲拇趾。作为治疗，在疼痛部位注射局部麻醉药可疼痛减轻、避免肌肉痉挛或容易活动关节。

类固醇药对抑制炎症也是有效的。在注射无法去除疼痛时，可通过手术治疗关节错位来减轻疼痛。

复杂性局部痛综合征

该病也会发生在身体的其他部位，但多见于脚部。**复杂性局部痛综合征（CRPS）**是指因骨折或挫伤、摔伤等外伤或手术造成的以神经损伤为契机的慢性疼痛和肿胀、皮肤温度异常、出汗等异常症状，是难治的慢性疼痛综合征（图3-43）。以前将症状较轻的称为**反射性交感神经营养不良**，严重的称为**灼性神经痛**。1994年国际疼痛研究学会（IASP）慢性疼痛分类将反射性交感神经营养不良和灼性神经痛分别归类为CRPS类型Ⅰ，类型Ⅱ。

所谓**复杂性**是指在疼痛恶化的过程中，症状会发生动态的复合性变化。某些时期以自律神经症状或以炎症症状为主，会产生皮肤症状或运动障碍，进一步会发生营养不良（灼性神经痛）。此外，IASP在2005年制定了新的诊断标准。慢性疼痛中很多会伴随交感神经兴奋而导致疼痛恶化。因此，交感神经阻滞疗法比较奏效，但其中也有因交感神经阻滞造成症状恶化的ABC综合征。

CRPS的诊断标准是由疼痛治疗专科临床医师制定的，没有所有CRPS共通的症状存在。因此，仍在使用反射性交感神经营养不良和灼性神经痛这样的说法。

该病的机制和为什么症状会有个体差异是不明确的。受伤害时造成的神经损伤会使从受损伤部位延伸出来的末梢神经一度坏死，但靠近中枢神经的神经受损伤后却异常兴奋。通常假以时日兴奋状态就会恢复，但也有一直处于兴奋状态的神经。

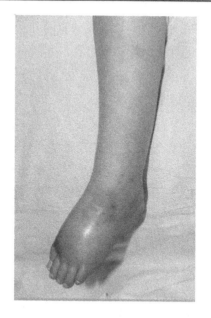

两年前因外伤摔伤左脚，从此左脚疼痛持续。经针灸和康复治疗等无法去除疼痛。碰触脚背和脚心会有强烈疼痛。使用拐杖单脚行走，使左脚不着地。睡觉时左脚碰到床会感觉疼痛，因此将左脚置于床下。出汗测试中没有反应。腰部交感神经阻滞也没有效果，症状反而恶化。无奈下进行了背根入髓区切开术，症状缓解。此后疼痛神经完全不起作用，并伴随先天性无痛无汗症等，即使踩到钉子也不会感到痛，造成左脚的烫伤和外伤

图3-43　复杂性局部痛综合征CRPS类型II发病，52岁女性的左脚

有学者认为该神经将兴奋信号不停地送往脊髓，并与处于近处的交感神经发生电短路，使没关联的交感神经也被转入兴奋信号，交感神经系统连续兴奋，展开伴随疼痛的交感神经异常活动。

作为治疗，可阻滞腰部交感神经节，或通过脚底的血管扩张改善血流，很多症状会得到改善。作为药物疗法，使用消炎

镇痛药或抗忧郁药、抗痉挛药物等。症状轻时通过经皮神经电刺激疗法，症状严重时有时通过硬膜外脊髓刺激疗法可见效。作为康复治疗，需要进行运动疗法或患者本人活动身体和关节。

神经性疼痛

神经性疼痛的原因被认为是末梢神经系统或中枢神经系统的损伤或功能障碍。如神经压迫（由神经瘤和肿瘤、椎间盘突出等引起）造成的各种代谢性神经障碍。作为发病机制，可考虑再生神经膜的钠离子通道数增加，但还没有明确。

与组织损伤相比神经性疼痛有过分的疼痛，如灼烧性疼痛（灼热痛）、被刺的疼痛（刺痛，痛觉敏感）、异常性疼痛（只是碰到也感到疼痛）、痛觉过敏（对一点点刺激也感到不愉快）等症状。此外，有时可看到局部交感神经系统过度活动（交感维持性疼痛），也有带状疱疹后神经痛、神经损伤、糖尿病等引起的有痛性多发性神经症、中枢性疼痛（如中风后）等。

此外，术后疼痛综合征（如乳腺癌术后综合征或开胸术后疼痛综合征、幻肢痛等）以及复杂性局部痛综合征（反射性交感神经营养不良、灼性神经痛）有时也被列为神经性疼痛。症状会长时间持续，去除疼痛原因后症状也会持续。该病的机制与疼痛记忆有关，也有人认为是在脑和脊髓中产生新的神经网络造成的。

末梢神经如产生病变，必须注意疼痛部位的营养变化、不运动引起的萎缩（失用性肌萎缩）、关节僵硬。为减轻压迫感有时需要手术。心理治疗也容易生效，因此在治疗开始时就需要考虑。对忧虑和忧郁也需同时治疗。

已确定此病时，在疼痛门诊进行的以神经阻滞疗法为中心的综合性治疗对患者是有效的。此外，治疗中需要考虑到康复治疗和心理问题。麻药对该病会有少许效果，但通常需要辅助药物（抗痉挛药巴氯芬，外用药）。

抗忧郁药物和抗痉挛药物是使用最多的。几种三环类抗忧郁药和抗痉挛药利痛抑、加巴喷丁等是有效的。使用膏药和擦剂（外用药）以及涂有局部麻醉药的鞋垫有时也是有效的。

脚部血管的疼痛有闭塞性动脉硬化和深部静脉血栓形成、静脉曲张等。

⚡ 闭塞性动脉硬化

闭塞性动脉硬化主要是运输氧气和营养成分的动脉发生阻塞的病（图3-44）。脚部的动脉如在中途阻塞，则从阻塞处到脚趾都不能充分供血，造成氧气不足和营养不足。

症状表现为走远路（特别是坡路）时小腿肚感觉僵硬和疼痛，休息则疼痛改善，可再次行走。这被称为间歇性跛脚。病情变得严重时，走很短的距离也会感到疼痛，进一步恶化时，脚会变凉，静养时也会疼痛，皮肤的颜色变成紫色，伤口难以愈合，在脚趾和脚跟处产生溃疡，成为坏疽状态。

对闭塞性动脉硬化进行诊断时，最简单的检查是碰触腿部动脉的脉搏，或用手指触摸确认脉搏。如感觉不到脉搏，则说明动脉阻塞而没有充分的血液循环。可触摸到的地方有大腿根部（大腿动脉）、膝盖后面（膝下动脉）、脚踝后侧（内踝动脉）、脚背（脚背动脉）等处。可自己触摸或请他人触摸。

作为外科治疗，可在疼痛门诊进行腰部交感神经阻滞，使血管扩张改善血液循环，并且在住院的基础上进行持续性硬膜外阻滞疗法和点滴疗法等。对于病情严重的病人进行导管治疗和搭桥手术等。

自己能够做的是选择合脚的鞋、保持脚部的清洁、不因指

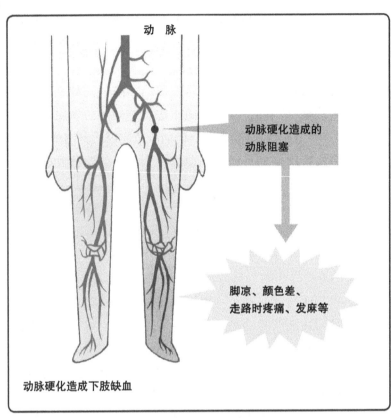

动 脉

动脉硬化造成的
动脉阻塞

脚凉、颜色差、
走路时疼痛、发麻等

动脉硬化造成下肢缺血

图3-44 闭塞性动脉硬化

甲等造成伤口，如有脚气（白癣菌）等感染则去皮肤科尽早治疗，注意低温烫伤等。

急性的动脉闭塞使下肢血流急性中断，造成下肢疼痛和脱力、麻痹、感觉钝化、皮肤颜色变化急剧等。这时需要及时去除血栓使血流流通，如果延误则需要将腿部截肢。

如果突然出现这种症状，需尽早到循环系统的专门医院就诊。此外，在医院或体检时被告知有心室颤动等疾病时，需按照医生指示规则性地服用血栓预防药物（华法林等）。

引发闭塞性动脉硬化的原因是动脉硬化。治疗时，首先要改善引起动脉硬化的生活习惯。抽烟会使血管收缩，所以要绝对禁烟。糖尿病不仅会促进闭塞性动脉硬化，也会并发糖尿病性坏疽或糖尿病性神经病变（脚的麻痹和疼痛）。步行不仅能够抑制动脉硬化恶化，作为闭塞性动脉硬化的治疗也是有效果的。有时碳酸泉足浴等民间疗法也有效果。

⚡ 糖尿病性神经病

这是以糖尿病为原因的末梢神经被破坏的病，严重时需要截断下肢。

该病的病理是糖尿病引起血中高葡萄糖状态持续时，会造成神经细胞中蓄积山梨糖醇（多元醇代谢异常），该物质蓄积会造成神经功能障碍。并且，高血糖使细小血管的血流变差，产生神经性缺血性障碍。除此之外，还有神经营养因子问题以及遗传性因素等。

作为神经障碍的类型，有多发性神经炎、自主神经功能失调、单一周围神经病变等。

其中最多的是多发性神经炎。这是由感觉神经和运动神经的障碍引起的。表现为从手脚末端部分的疼痛和麻痹、感觉钝麻开始，逐渐从脚尖扩展到膝盖，或从手指尖扩展到手肘并向身体中心蔓延。在安静时和夜间疼痛加剧。其特征是在手和脚上产生症状。运动神经的障碍会引起神经功能损伤。

自主神经功能失调时，会出现腹泻、便秘、心律不齐、出汗异常、排尿异常（无紧张膀胱）、眩晕、勃起障碍等症状。

患单一周围神经病变时，主管营养的细小血管因血栓阻塞而无法向神经输送营养，在这部分出现障碍。面部神经麻痹和动眼神经麻痹（一侧的眼睛无法动）等是其症状。

治疗方案根据其是代谢性的还是缺血性的而不同。在因代谢性障碍引起的多发性神经炎的治疗中，最重要的是控制血糖。改善代谢异常的药物有醛糖还原药等。

如果是缺血性多发神经炎，通过改善末梢循环来改善血液循环是最重要的。此病多见疼痛强烈、造成有痛性感觉神经障碍、四肢末端变红、伴随异常感觉的肢端硬化症，有时难于治疗。

为了进一步改善血液循环，有时需要进行腰部交感神经节阻滞和硬膜外阻滞及左右星状神经节阻滞、颈部硬膜外阻滞、胸部交感神经节阻滞或者切除手术等[1] [2] [3]。

对于疼痛，可以使用美西律、卡马西平（抗痉挛药）、度洛西汀（广泛性焦虑障碍治疗药）等来控制。

◑ 深部静脉血栓症

深部静脉血栓症是因在腿部深处形成血块而出现静脉阻塞的病（图3-45）。表象为腿部的血液循环阻滞、脚部水肿、步行时会出现脚部疼痛。血栓从腿部静脉流向心脏和肺部，在肺动脉中血栓栓塞会造成肺血栓栓塞症，引发呼吸困难，严重时造成休克。

通常来说可使用抑制血液凝固的药（抗凝固剂），如持续进行肝磷脂输液。此外，可内服华法林，但出现效果需要1～2周，所以住院治疗比较安全。

出院后需改变华法林的服用量，定期进行血液检查来检查华法林的效果。华法林有降低凝固血液的维生素K的作用。

纳豆中富含维生素K，服用华法林时，注意不要吃纳豆。此

1） Vinik AL.:Management of neuropathy and foot problems in diabetic patients.Clin Cornerstone.2003;5:38-55.

2） Mashiah A, Soroker D, Pasik S, Mashiah T.:Phenel lumbar sympathetic block in diabetic lower limb ischemia.J Cardiovase Risk.1995;2:467-9.

3） Bhattarai BK, Rahman TR,Biswas BK,Sah BP,Agarwal B.:Fluoroscopy guided chemical lumber sympathectomy for lower limb ischaemic ulcers.JNMA J Nepal Med Assoc,2006; 45:295-9.

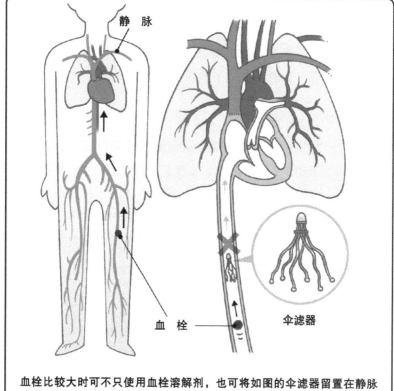

血栓比较大时可不只使用血栓溶解剂，也可将如图的伞滤器留置在静脉内，预防较大的血栓流向心脏

图3-45　深部静脉血栓症和伞滤器

外，可穿弹性丝袜对脚部的静脉进行轻度压迫，预防静脉扩张。此外，长时间旅行时需定期进行腿部运动来改善腿部的血液循环。

⊙ 静脉曲张

　　静脉中有防止血液逆向流动的瓣。这个瓣被破坏，造成离脚部皮肤近的静脉（浅表静脉）血液逆流、静脉扩张，形成包状的隆起状态的脚部血管瘤（静脉曲张）。

作为静脉曲张的症状，通常来讲是下肢感觉疲倦，没有强烈的自觉症状。脚部因白癣菌（脚气）等造成静脉感染时，引起静脉炎或皮下组织炎症，变红、产生疼痛和痒的感觉。此外静脉破裂造成出血时此处皮肤会变黑，恶化时还会产生皮肤溃疡等。

在症状比较轻的情况下，可穿弹性丝袜防止静脉曲张。在比较严重时，需要束扎或切开引起逆流的浅表静脉或进行静脉注射。有较广范围的血管瘤时，有时需进行摘除血管瘤的手术。

为预防这种血管性疾病，要注意预防高血压和肥胖症。如减少摄入动物性脂肪食品和甜食，多吃含植物纤维多的食物，并活动身体。注意每天不要在沙发上持续坐两个小时以上。另外，要避免吸烟或被动吸烟。

⏺ 怕冷症

怕冷症不属于病，但会作为体质或生活习惯、更年期障碍（闭经综合征）的症状之一出现。这是由脚和手的交感神经过度活动造成血液循环不良而引发的疾病。因此，当病因是体质时，可以尝试体质改善法，如运动疗法、瑜伽、食疗等多种方法。

当病因是生活习惯时，可调整日常生活的节奏、改变工作环境等。

更年期障碍是更年期出现的多样症状的综合征，是自主神经功能失调的一种。性腺功能的变化会造成下丘脑神经活动的变化，引起神经、代谢方面的种种变化。

多数女性卵巢功能低下，在50岁前后会闭经。这样会造成雌激素的缺乏。其结果是出现面部潮红、出汗、失眠、心情不稳定、忧郁等自主神经功能失调症状。与此同时，孩子的独立和丈夫的退休、进入老年生活等环境变化也在此时出现，因此更年期也是精神变化剧烈的时期。

治疗方法有荷尔蒙补充疗法（补充雌激素和黄体酮）、中医疗法（针灸或中药）、服用或注射镇静剂等。

如这样也无法改善怕冷症，可尝试使用电暖器、电褥子以及足浴等。

作为神经阻滞疗法，可进行改善脚部血液循环的腰部交感神经节阻滞或腰部硬膜外阻滞疗法。

症状严重时，有必要对原因进行检查，请咨询专科医师（心理内科、神经内科、精神科、整形外科、疼痛门诊、妇科等）。

腹部为什么会痛？
——各种内脏疼痛

内脏中没有神经支配，因此无论是炎症还是癌症，人都无法感觉到。但是，当炎症蔓延或癌症变大而刺激内脏表面和内脏血管壁时，可感觉到疼痛和异样。

例如，肝脏内的肿瘤较小的时候人没有感觉，当肿瘤变大刺激肝表面的膜或压迫胆道、阻碍胆汁通道时，胆汁扩张使外膜疼痛受体受刺激，产生痛觉。当肠道中形成肿瘤时，只要不是肠闭塞向外扩张刺激外侧膜，也不会感觉到疼痛。

此外，内脏中只有少量疼痛受体，因此内脏疼痛的特点是感觉不到具体的疼痛部位。此外，也有被称为牵扯性痛的现象，即不一定是在脏器位置产生疼痛，也有感觉身体其他部位疼痛的情况。

例如，心脏病发作时，不一定感觉到胸部左侧疼痛。初期阶段，有时会感觉到左手小指或左上臂、左侧锁骨的疼痛，或颈部、下颚的疼痛。这种疼痛是心肌梗死初期非常重要的信号。此外，心脏和胃感觉疼痛的神经经过脊髓的地方几乎相同，因此有时会将心脏的不舒服感觉成胃痛。

牵扯性痛

牵扯性痛产生的原因，被认为是脏器神经进入脊髓的部位和身体神经进入脊髓的部位相同引起的。牵扯性痛的例子如图3-46所示。

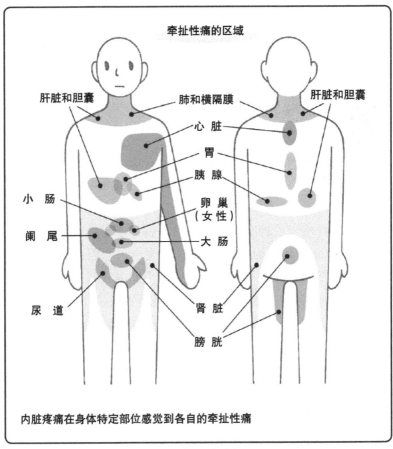

图3-46　牵扯性痛的例子

- **心肌梗死**：不只在胸部中央，也会感觉到左胸部以及左肩、颈部、下颚、左手、胸口疼痛。此外，也有感觉到腹部疼痛（胃痛）的情况。
- **心绞痛**：在胸壁和左臂感觉到疼痛，疼痛部位不明确。
- **右侧肺炎**：右下腹部感觉到疼痛。
- **胆结石**：感觉到右肩僵硬或疼痛、腰痛、右上腹部痛。
- **胃溃疡**：感觉到上腹部疼痛、左背部疼痛、胸口疼痛。
- **十二指肠溃疡**：感觉到上腹部疼痛或左背中部疼痛。
- **消化器官疾病（溃疡、胰腺炎、肝炎、胆囊炎及肿瘤）**：感觉到腰痛和背部疼痛。为了能够早期自查发现胰腺功能障碍，有临床专家推荐进行体操检查。简单说就是"将身体向前弯曲3次，将手放在腰上，向后仰身"。此时，如在胃部周围（上腹部）或背部感觉到疼痛或不舒服，就需要注意了。
- **肝癌**：感觉到右肋下方疼痛和右肩疼痛。
- **胆管疾病**：感觉到右肩和肩胛骨的疼痛。
- **阑尾炎**：感觉到从上腹部向右下腹部转移的疼痛。
- **肠扭转、肠梗阻等**：感觉到从侧腹部到背部的尖锐疼痛。疼痛程度加强时，甚至会造成休克。
- **肾结石**：感觉到鼠蹊部（大腿根部）痛、精巢痛（男性）、腰痛。疼痛程度强烈。
- **泌尿系统疾病（肾结石、尿道结石、肾盂肾炎、肿瘤等）**：感觉为腰痛。敲打背部肋骨附近则有广范围的强烈疼痛。
- **妇科疾病（子宫内膜异位或子宫肌瘤、卵巢囊肿、子宫肿瘤、卵巢肿瘤等）**：感觉为腰部或背部疼痛。
- **前列腺炎**：感觉为会阴部（耻骨上方）和阴茎前端、鼠蹊部、大腿内侧、脚心疼痛。

·眼、鼻、耳的炎症：这些炎症有时会感觉成头痛。牙髓炎也会感觉成耳朵和额头、面颊的疼痛。当癌症向腰椎、骨盆处转移时，会感觉到腰痛、背痛、脚痛、手臂痛、颈部疼痛等。

此外，腹部疼痛会经常感觉为胃部疼痛。这被认为是从胃部开始罩住腹部整体的网状组织上下垂有脂肪组织。例如，引起大肠或阑尾的炎症时，网状组织会聚集到炎症部位防止其恶化。但网状组织被拉伸时，其附着部分的胃部也会被拉伸，造成胃痛。

如上所述，颈部或上臂的疼痛和背部疼痛、腰部疼痛、大腿内侧疼痛、脚部疼痛并不一定起因于关节、肌肉和腱鞘，也有可能起因于内脏疾病。因此，需要与专科医师配合确诊。

需紧急处理的胸部疼痛

引起需紧急处理的胸部疼痛的病有急性心肌梗死或主动脉夹层、心绞痛、急性心功能不全、急性心肌炎、急性肺炎、肺血栓、肺梗死、急性胸膜炎、脓胸、突发性食管破裂、急性胰腺炎、胆结石等。胰腺和胆囊在腹部，有时会感觉为胸部疼痛，这就是之前解释过的牵扯性痛。

疾病特征和疼痛特征如下。

◑ 急性心肌梗死

主管心脏营养的冠状动脉硬化使血管变窄，造成血流变差。冠状动脉阻塞会在大约40分钟内造成心肌坏死。这就是心肌梗死（图3-47）。坏死会在6～24小时内扩大，从心内膜侧扩展到心外膜侧，造成心肌整体死亡（透壁性心肌梗死）。此时心脏无法向全身输送血液，造成心功能不全或休克等，需紧急处置。

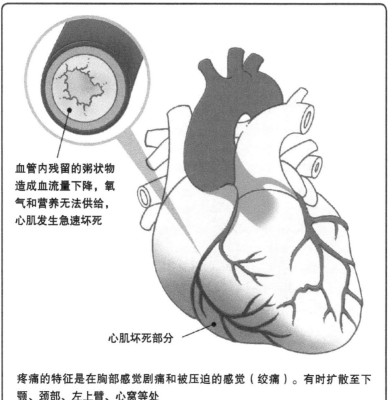

血管内残留的粥状物
造成血流量下降，氧
气和营养无法供给，
心肌发生急速坏死

心肌坏死部分

疼痛的特征是在胸部感觉剧痛和被压迫的感觉（绞痛）。有时扩散至下
颚、颈部、左上臂、心窝等处

图3-47　急性心肌梗死

作为疼痛的特征，很多时候是在胸部感觉到剧痛和紧绷感
（绞痛感）、压迫感等。胸部疼痛持续30分钟以上并伴随冷
汗，症状严重时会出现休克状态。胸痛部位以前胸或胸骨下为
主，有时发散至下颚及颈部、左上臂、心窝部。严重时会伴随
呼吸困难或意识障碍、恶心、冷汗。高龄者有时没有特征性胸
部疼痛，而是伴随气短或恶心等症状发病。此外，糖尿病患者
和高龄者也有没有疼痛的情况，需注意观察其他症状。

该病需要进行急救，必须紧急前往医院。

⚡ 大动脉夹层

大动脉壁上出现裂纹，造成壁内膜与外膜分离的疾病（图3-48）。突然发病的情况被称为急性大动脉夹层，与急性心肌梗死一样，需进行紧急处置。

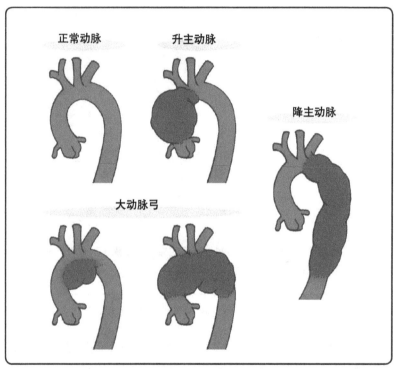

正常动脉　升主动脉　降主动脉　大动脉弓

图3-48　容易发生急性大动脉夹层的部位

疼痛的特征是突然出现前胸部或背部、肩部疼痛，有时疼痛较轻。大动脉有瘤时容易产生裂纹。因动脉夹层造成流向手脚的血流恶化，有时会在手脚处突然出现剧烈疼痛。该病容易发生在患高血压和动脉硬化的患者身上。

动脉瘤破裂时患者会因休克而晕厥、突然倒地，有时会有生命危险。血管功能产生障碍，如头部血流突然恶化时，会引起意识丧失或痉挛、意识障碍等，需紧急应对。

⚡ 心绞痛

　　因血管内腔变窄，无法向心肌输送充分的血液和氧气而造成的胸部疼痛。血管狭窄的原因多是因糖尿病和高血脂、高血压等持续而引起的动脉硬化。此外，血管痉挛也是引起此病的原因。

　　作为疼痛的特征，会感觉到胸部深处疼痛和胸部被紧压的疼痛、胸部被烧灼的疼痛。有时会感觉到胃部和背部疼痛、喉咙疼痛、牙齿酸痛，左肩向臂膀的麻痹和疼痛等。疼痛程度包括伴随冷汗的强烈疼痛和少许不舒服感的轻度疼痛，多种多样。糖尿病患者中疼痛感觉多数较轻，因此需注意。

　　劳作性心绞痛以身体的疲劳和精神上的兴奋、压力为诱因。静养或消除压力多数情况下疼痛在15分钟内会消失。进行剧烈工作时，心肌为保持其作用需要充分的氧气和营养，通过扩展冠状动脉末梢可使血流增加。

　　当动脉硬化或冠状动脉狭窄时，无法向心肌输送充分的血液，运动时心肌的氧气供给不足，会突然出现疼痛。卧位型心绞痛是与疲劳、压力无关的心绞痛。无论哪种情况，心绞痛患者都多见冠状动脉狭窄，发展为心肌梗死的可能性也较高。该疼痛出现时需紧急前往医院。

⚡ 肺栓塞、肺梗死

　　在心脏向肺部输送血液的肺动脉中，因血液、脂肪、空气、肿瘤细胞等块状物造成血液循环恶化而发生的阻塞称为肺栓塞。血液中有块（血栓）引起的肺栓塞称为肺血栓栓塞症。此时肺部处于缺血状态，可能会引发死亡（图3-49）。

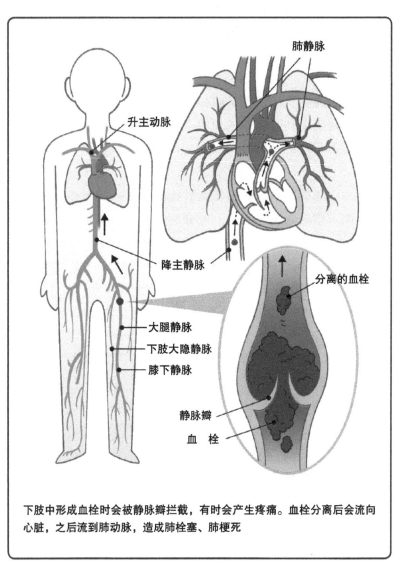

升主动脉

肺静脉

降主静脉

分离的血栓

大腿静脉

下肢大隐静脉

膝下静脉

静脉瓣

血　栓

下肢中形成血栓时会被静脉瓣拦截，有时会产生疼痛。血栓分离后会流向心脏，之后流到肺动脉，造成肺栓塞、肺梗死

图3-49　肺栓塞、肺梗死的发生机制

肺血栓栓塞症很多时候是因腿部静脉中出现的血栓被送到心脏，继而转移到肺动脉引起的。在海外旅游时，以相同姿势长时间坐飞机容易引起这个病。这就是近年出现的**经济舱综合征**。为预防这种病，需避免长时间保持相同的姿势。

该病的特征是前胸部突然疼痛，同时会出现血痰、呼吸困难、冷汗等。该病也需要紧急治疗，需前往急救门诊或有循环科、呼吸科的医院，使用血栓溶解药或抗凝固药进行点滴注射。

⚡ 急性肺炎

这是因为多种细菌（肺炎球菌、流感病毒等）从口鼻进入气管、支气管到达肺泡引起炎症的疾病。常见为以感冒为原因的二次感染。此外，气管反射功能弱的老人中多见吸入性肺炎。

表象为胸痛的程度不是很强，有呼吸困难、多痰、发烧等症状。肺部氧气不足，造成皮肤没有血色（青紫色），严重时会造成脑部供氧不足，引起意识障碍。需尽早给与氧气和抗生素。

⚡ 急性心肌炎

为柯萨奇病毒或孤儿病毒等其他细菌引起心肌炎症的疾病。当有胶原病等全身性疾病时，投药或放射性可引发此病。

炎症波及心脏膜会产生胸部疼痛感或胸部不快感、悸动等。有发烧或咳嗽、多痰等类似感冒的症状以及消化器官症状。心脏引发炎症时无法保持心脏的泵功能，有时会引起休克，需立即进行治疗。

⚡ 急性胸膜炎

罩住肺部的膜以及覆盖胸廓内部的膜被称为胸膜。这两个膜覆盖的空间称为胸腔，有极少量液体（胸水）湿润胸膜使肺部顺利运动。胸膜炎指的是胸膜的炎症，会引发胸水蓄积，也有并发结核性胸膜炎或细菌性肺炎的情况等。由黄色葡萄球菌或肺炎杆菌、大肠菌、绿脓菌等引发的肺炎容易引发胸膜炎。

胸部疼痛的特征是深呼吸和咳嗽时疼痛加剧，伴随发烧、咳嗽少痰，严重时会感到呼吸困难。

在红细胞沉降速度测定值正常化之前，静养是关键。可使用导管将蓄积的胸水去除，并给与抗生素（图3-50）。

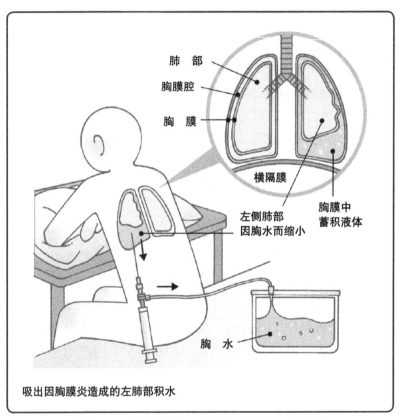

肺　部

胸膜腔

胸　膜

横隔膜

左侧肺部
因胸水而缩小

胸膜中
蓄积液体

胸　水

吸出因胸膜炎造成的左肺部积水

图3-50　胸水压迫造成左胸疼痛和呼吸困难

⚡ 突发性食管破裂

这是因急性酒精中毒等引发强烈呕吐引起食管内压急剧上升而造成食管破裂的病。食管下端破裂的情况较多，咽食管次之，致死率高。这是食管因抗争呕吐反射而使食管中压力急剧升高造成的。呕吐反射之后产生急剧胸痛时需要注意。

有些时候疼痛也会发生在上腹部附近。接下来会出现胸闷、呼吸困难、冷汗、脸色不佳等症状。需紧急通过手术将食管破裂部分缝合，否则会致命。类似的还有因饮酒后反复呕吐使胃部入口（贲门）部分发生裂伤而吐血的情况。这种情况被称为食管贲门黏膜撕裂症。

饮酒后，呕吐反射使胸部产生剧烈疼痛，有必要紧急接受治疗。

⚡ 急性胰腺炎

胰腺在胃的后面，向十二指肠分泌消化酶帮助消化脂肪和蛋白质。因种种原因，分泌的消化酶会消化自身组织而引起炎症。有轻症，也有威胁到生命的重症。原因多为酒精（约40%)，胆结石次之，其他不明确。

其特征是进食后上腹部和背部疼痛。疼痛的程度从轻度到剧烈，多种多样。严重时可产生休克和意识障碍。此时需紧急前往医院。

⚡ 胆结石

消化脂肪或者蛋白质的胆汁从肝脏流向十二指肠的途中形成结石而堵塞胆管的病。结石的种类很多，有胆固醇结石、胆红素钙结石、黑色素结石等。

疼痛的特点是剧烈的右上腹部疼痛。疼痛从右肩到背部，有时会感觉到前胸部的疼痛。进食含脂肪较多的食物后疼痛发生较多。

有时会伴随冷汗、寒冷感和恶心，有吐出黄色胃液的情况。饮食欧美化使患该病的人数增加（大人每10人中约有1人患此病）。如进食后感觉到这种疼痛，可紧急前往医院。可咨询专科医师是否要立即除去结石。

 # 非紧急性胸部疼痛

不需紧急应对的胸部疼痛如下。

⚡ 心脏神经症

心脏神经症也被称为心神经官能症、焦虑性神经症、恐慌症等。压力或过劳、焦虑等是主要原因。神经质的人会因过劳和压力、身边人的突然去世、错误认识等为原因，觉得心脏发生异常，这种焦虑或恐惧变大时会引起心脏神经症。

压力和过劳、焦虑会刺激交感神经，使得心脏功能过度活性化，心跳数增加而悸动强烈，因此患者会担心自身患有心脏病，从而使焦虑增加、悸动增强、气短，陷入恶性循环。

此病的疼痛特征与心绞痛相似。该病患者的心脏本身没有异常。疼痛的性质是刺痛或跳痛，并且在安静时感到疼痛。疼痛持续时间较长。

如检查结果没有异常，需减缓压力、治疗失眠、防止过劳、减轻焦虑等，并请医师开适合自己的药。

⚡ 心房颤动

心脏的收缩是窦房结节产生电兴奋波，兴奋波传到心房和心室边界的房室结，并传到心室整体而引起收缩运动。在此病中，窦房结节不规律地兴奋、心脏整体不规律地收缩，因此患者会感到胸部疼痛和胃灼烧、悸动，严重时产生眩晕。有一过性的，也有持续性的。

通过心电图检查可确诊，推荐尽早到医院就诊。可使用各种抗心律不齐药物。该病的病因是肺静脉的频脉搏传到左心房造成的，通过使用导管进行电性遮断的方法，可获得良好的治疗。放置则会有并发脑梗死等危险性，因此应尽快治疗。除了禁烟之外，需要避免过劳和压力、睡眠不足、酒精饮用过量。

⚡ **自发性气胸**

这是肺部自发性破裂造成空气漏到胸腔内，引起肺部变小的病。在青年男性中多见，多见于吸烟者。肺内压力急剧上升时，也就是咳嗽、愤怒、运动等时，都会引发衰弱的肺泡破裂。

病发时伴随胸部的突然疼痛，有干咳和呼吸困难等症状，气胸扩展后（称为张力性气胸），有时会产生呼吸困难（脸色发紫）和意识障碍。通过胸部X光片可诊断。

作为治疗，首先应进行静养，使用细管将空气从胸腔中抽出。如此病反复，需用内视镜修复破裂的地方。严禁吸烟。

⚡ **肺　癌**

在日本，肺癌是男性癌症中发病率最高的癌症（图3-51）。从组织特征来看，有肺腺体癌、鳞状细胞癌、肺大细胞癌、小细胞肺癌等。在临床上根据治疗方法不同，分为小细胞癌和非小细胞癌。随着高龄化社会的发展此病会增加。与其他癌症一样，早期发现、早期治疗是最重要的。非小细胞癌如早期治疗，5年生存率是50%～70%。但当肺癌转移到淋巴时，5年生存率会下降到30%～50%。

肺癌的发病机制尚未明确，但正常肺部突然出现癌细胞的原因之一是吸烟。报告指出，该病患者的80%有吸烟经历。烟草的烟雾中有数千种物质，其中的致癌物质和过氧化物等造成的基因损伤与癌细胞的产生相关。此外，年龄增加引起的基因修复功能下降、基因突变以及对烟草的灵敏度下降也与之相关。

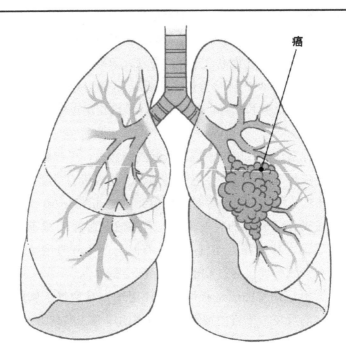

癌

初期时没有症状，但转移到胸膜时会产生胸部疼痛；转移到脑部会产生头重、头痛症状；转移到骨骼会产生背部疼痛和腰痛；刺激支气管会有咳嗽和痰。由于肺部血流丰富，所以肺癌容易转移到全身

图3-51 左侧肺部的肺癌

　　危险因素可列举出吸烟史和年龄增长、家族病史、呼吸器官疾病（慢性阻塞性肺病、哮喘、尘肺、间质肺炎等）等。特别重要的是吸烟史。此外，被动吸烟也会成为肺癌的危险因素。近年来，非吸烟女性因被动吸烟造成肺癌的例子也有增加的倾向。肺癌有少数可在症状出现前通过体检发现，但大多数是因持续4周以上的咳嗽和多痰、血痰、发烧、呼吸困难等症状而被发现的。

肺癌的特征是没有疼痛，转移到胸膜时，会有胸部疼痛状况，转移到脑部则有头痛和恶心、呕吐状况，转移到骨则会有腰痛或背部疼痛状况，因此肺癌也可以通过这些症状发现。发生于肺部末梢的肺癌，在癌变增大前是没有症状的。

　　如果在胸部的X光片上有异常阴影，可通过对胸部进行CT检查、观察肺部异常阴影的精确位置、扩散到其他脏器的程度，以及是否有淋巴转移等进行判断是否为肺癌。确诊需要进行病理检查。

　　首先，通过检查痰证明癌细胞的有无，如果检查是阴性的，则需要进行支气管镜检查和活检。此外，还有用针采集癌细胞的方法。

　　如在这些检查中没有检查到癌细胞的存在，但从CT图像病变大小和特征来看非常怀疑是肺癌时，需在全身麻醉的情况下用胸腔镜进行肺部组织检查。如被诊断为肺癌，接下来需确认癌细胞有无转移。通常进行脑和腹部、骨的图像检查。此外，血液中的肿瘤标记物检查对病理形态的推断、治疗效果的判断以及预后诊断都是起作用的。

　　肺癌的治疗根据小细胞癌和非小细胞癌有很大不同。小细胞癌从早期开始就容易转移到全身，且转移迅速。用化学疗法（抗癌剂）和放射线治疗很有作用，因此抗癌剂的全身投药是最佳选择方案。有数据表明，当癌细胞停留在胸腔内时，治疗后的5年生存率是20%～30%，转移到胸廓外时，2年生存率为10%～20%。

　　非小细胞癌的病灶局限在肺的单侧时，首先通过手术切除病灶，并摘除淋巴结（廓清），同时并用抗癌剂。不能手术时，以抗癌剂和放射性治疗为主。当患者身体虚弱时，为了保证其生活质量，有时可不进行积极治疗而改善疼痛和呼吸困难等。

对于此病，无论是化学疗法还是放射性疗法都非常难以治愈。患者和家属需要与主治医师仔细商议决定治疗方针。当难于判断时，可咨询其他医疗单位的专科医师（第二意见）。此外专科医师之间的合作也是必要的。近年来，随着遗传工程学的发展出现了新药，但伴随有副作用，需咨询专业医师服用。

❹ 胃食管反流病

胃食管反流病是食道炎中最常见的病。胃内容物在食道内逆流，食道黏膜接触胃液和十二指肠液，引发此病。通常在食管和胃的连接部有预防胃内容物逆流的逆流防止机制。食管下端括约肌在吞咽食物的时候（下咽运动时）松弛，引发此病。

此病也有以胸部疼痛出现的情况，胃灼烧和下咽障碍、恶心和膨胀感等可作为主观症状。此外，有时也会出现咽头部的异常感觉和哮喘症状。

内视镜检查在诊断上也是必需的，因为主观症状和食道炎的严重程度不一定是一致的。也有发现食管裂孔疝和食道与胃连接部位的黏膜损伤的情况，严重时可以看到糜烂、溃疡面出血以及食管狭窄等（图3-52）。

作为治疗，可使用抑制胃酸分泌的H2受体拮抗剂及氢离子泵阻滞剂。当有用药物无法改善的大的食管裂孔疝或伴随食管狭窄和食道炎引起的出血时，可采取手术将胃底部缠在食管下端作为防止逆流的机构，该手术可在腹腔镜下进行。

腹部疼痛是由腹部脏器以及骨盆内脏器或腹部血管、神经、骨骼、肌肉疾病引起的。可感觉为心脏和腹部的大动脉疼痛、上腹部疼痛。

胸部疼痛也可能是心肌梗死或心膜炎、大动脉夹层等疾病，需医师之间合作进行确诊。

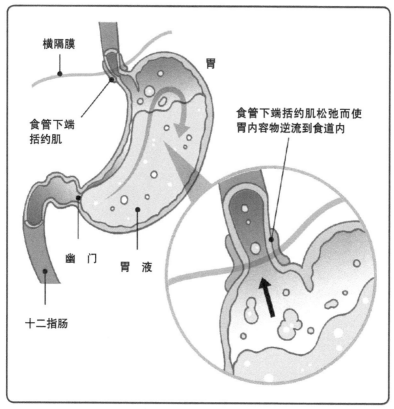

图3-52 胃食管反流病

 # 需紧急处理的腹部疼痛

需紧急应对的疾病如下。

⚡ 腹主动脉瘤破裂

腹主动脉瘤是在主动脉壁上形成包状突起的病。多数逐渐发展，开始时几乎没有症状。腹主动脉瘤可通过在腹部触摸到肿块而被发现（图3-53）。

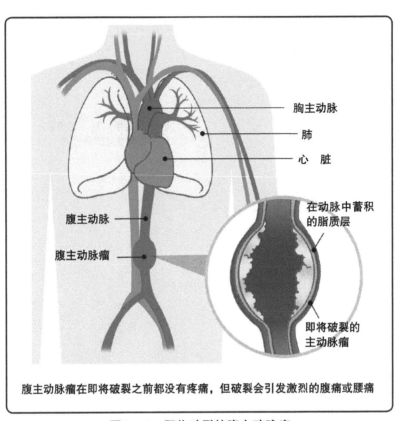

胸主动脉

肺

心　脏

在动脉中蓄积
的脂质层

腹主动脉

腹主动脉瘤

即将破裂的
主动脉瘤

腹主动脉瘤在即将破裂之前都没有疼痛，但破裂会引发激烈的腹痛或腰痛

图3-53　即将破裂的腹主动脉瘤

　　腹主动脉瘤破裂时会引发激烈的腹痛或腰痛，但只要不破裂就不会伴随疼痛，因而不容易被发现。可通过CT检查进行诊断。主动脉瘤破裂时致死率很高。应在破裂前将动脉瘤部分换成人工血管。肿块的直径越大越容易破裂。正常腹主动脉的直径是1.5～2.0cm，产生腹主动脉瘤时，一般直径超过4cm就有破裂的危险性。主动脉瘤容易形成于高血压患者及家人患有主动脉瘤的人身上，可见遗传性倾向。

　　腹主动脉瘤变大时会压迫周围组织而产生各种症状，如压迫喉返神经则声音会变哑，压迫气管则会产生呼吸困难，压迫食道会产生吞咽困难。

如腹主动脉瘤较小，且在腹部肥胖或有脂肪堆积时，即使触摸也感觉不到。只有进行腹部超声波检查或CT检查才能发现。

腹主动脉瘤破裂引发出血时，会感到从腹部向腰部扩展的剧烈疼痛。腹痛或腰痛刚开始时可能较轻，但之后也会因大出血而造成意识丧失。怀疑腹主动脉瘤破裂时，需立即将患者运送到马上能进行手术的医院。可使用从大腿根部插入导管，将人工血管固定于主动脉内侧的方法。

如发现腹主动脉瘤，需通过CT检查决定治疗方案。手术仅是为了预防破裂，需充分研究手术的危险性和破裂的危险性，在充分讨论的基础上决定治疗方案。

❹ 肠系膜动脉梗死

在胃和肝脏、胰腺等与消化吸收相关的内脏中，有3条向内脏输送氧气和营养的动脉，分别是腹腔动脉、肠系膜上动脉、肠系膜下动脉。其中，向小肠大部分和大肠一部分输送氧气和营养的肠系膜上动脉突然阻塞的疾病叫急性肠系膜上动脉阻塞症。肠系膜上动脉突然阻塞，会出现痛苦异常的剧烈腹痛。几个小时内会使肠处于缺血状态，成为腹膜炎。

放置会使肠水肿而麻痹、肠的内容物停滞而造成肠梗阻。表象为疼痛、呕吐、肠及其内容物吸收身体中的水分，造成严重的脱水症状，也会看到血便。症状恶化会造成休克，如果不尽早手术则会死亡，但也有手术无法获救的情况（图3-54）。

❹ 肠梗阻

食物和消化液在小肠或大肠的某处停滞，也就是内容物在肠中停滞的状态称为肠梗阻。肠因扩张引发肚子胀痛，无法向肛门方向移动的肠内容物向嘴的方向倒流，引起恶心和呕吐。

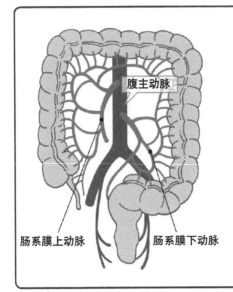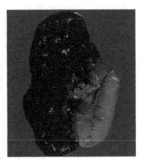

肠系膜动脉（左）
肠系膜动脉梗死，肠坏死
的部分变黑（右）

图3-54　肠系膜动脉梗死

肠梗阻是伴随恶心和呕吐的代表性腹痛。梗死的原因包括肠外侧原因和肠内侧原因。

肠外侧原因是指肠外侧受到压迫和扭转。做过开腹手术的患者必然发生肠和腹壁、肠之间的黏着，以黏着的部分为中心，肠发生扭曲、扭转，或黏着的部分被肠的其他部分压迫而发生梗死。另外，高龄女性中易发的股疝也会造成肠梗阻。

肠梗阻中有一种称为内疝，即肠进入肚子中的病变凹陷处，而使内容物阻滞。偶尔也有肠扭转的状况，这是肠本身自然扭转形成的梗死。此外，肠系膜被压迫或扭转而造成的血液循环障碍被称为绞窄性肠梗阻，如不早期进行手术治疗会造成死亡。

肠内侧原因是指由大肠癌造成的梗死。另外，高龄者因便秘产生的硬粪也是造成肠梗阻的原因。

疼痛的特征是突然出现剧烈的腹痛和恶心、呕吐，肚子发胀而隆起。瘦的人从外面可以看到肠子蠕动。但在强痛发作后，放置一会儿可稍有缓解。疼痛重复则被称为绞痛。

呕吐物开始是胃液或胆汁，严重时是肠的内容物，呈现腹泻时大便的颜色，伴随便臭，称之为吐粪症。呕吐过后腹痛和恶心可缓解。肠梗阻会随着时间延长造成面色苍白、冷汗、冷感，脉搏和呼吸变弱变快，进入休克状态。使用X光片或超声波、CT检查，看到肠和肠系膜受到压迫并扭转时，可怀疑绞窄性肠梗阻，进行手术较好。

如不是绞窄性肠梗阻，几乎都可通过保守疗法治愈。如停止进食和饮水、使肠胃休息、进行充分的补液等。病情严重、肠膨胀加剧时，可从鼻向胃和肠中插管，吸除胃和肠的内容物。肠膨胀减少时，内容物会从肠部被吸收，病情好转。

只要有了屁和便，肠梗阻基本上就好了，但如果黏着和病变凹陷治不好的话，则有再发病的危险性，因此需要继续检查治疗。

硬膜外阻滞以及局部静脉点滴注射麻醉药对缓解肠梗阻疼痛和术后疼痛是有效的。

⚡ 急性腹膜炎

腹膜是像围裙一样罩住腹腔的膜，中间有血管和神经通过。急性腹膜炎是指在腹腔内发生炎症和感染，造成剧烈腹痛的病（图3-55）。其他伴随症状可见恶心和呕吐、发烧、心跳过速等。病情严重会造成脱水、休克。另外，引发急性腹膜炎的细菌会立即转移到血中，造成败血症（细菌随血液到达全身的状态），这是非常危险的。

作为原因，可考虑腹部内脏的炎症和消化性溃疡、外伤、肿瘤等造成的肠管破裂以及女性的子宫或卵巢感染、卵巢囊肿的破裂等。在腹部触诊中，可看到腹部变硬的情况。用手按住

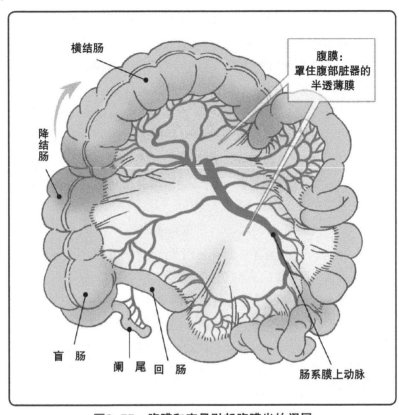

图3-55　腹膜和容易引起腹膜炎的阑尾

腹部，再放开时疼痛变强（反跳痛）。

在X光片中可见腹腔内有游离的气体和消化液、浓汁等液体，需进行治疗。开腹处置消化道和脏器穿孔等病因，并插入导管，对腹腔进行充分的清洗。

腹膜炎确诊后应马上进行败血症的预防，防止血液中充满细菌。有许多因发生败血症造成休克和多脏器衰竭而死亡的病例。除了对腹膜炎进行外科治疗外，也需处理疼痛并管理全身情况（呼吸和循环、营养、消炎等）。

⚡ 急性阑尾炎

这是通常被称为盲肠炎的病。小肠和大肠连接处称为盲肠，在其前段有直径小于1cm、长度6～8cm的细小管状体，这就是阑尾，急性阑尾炎是此处产生炎症的疾病（图3-56）。多发于10~25岁，但儿童和高龄者也会得此病。炎症的原因不明，通常认为是粪便或异物、肿瘤等造成阑尾梗死而引起的。

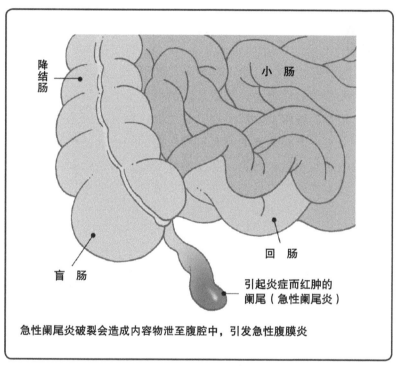

图3-56　急性阑尾炎

在肚脐周围感觉到急剧的疼痛，随着炎症恶化，疼痛逐渐转移到腹部右下方，该点称为麦氏点。按住此点会有强烈疼痛，松开手则疼痛更强烈（反跳痛）。也有伴随发烧和恶心、呕吐的情况。阑尾炎严重而破裂时会引起腹膜炎，并出现更强烈的疼痛。通过对腹部压诊，症状基本可进行诊断。可看到白细胞增加。此外，也可通过腹部超声波检查和CT检查观察阑尾图像的变化进行诊断。

可通过腹腔镜进行手术。发病后不久，可通过服用抗生素控制炎症，但有复发的可能性，推荐尽早接受腹部外科治疗。

其他引起腹痛的疾病

其他引起腹痛的疾病也有很多。如引发上腹部痛的有突发性食道破裂和急性胃炎、胃溃疡、胃癌、十二指肠溃疡、胆囊炎、胆结石、胰腺炎、脾脏癌、胰腺癌、肝炎、肝癌、心肌梗死等。引发中下腹部痛的有肾脏和尿路的炎症以及结石、动脉和静脉的疾病、急性肠炎、肠易激综合征、急性膀胱炎等。作为女性特有的疾病引发腹痛的有卵巢囊肿、子宫附件炎、宫外孕、先兆流产、子宫癌、子宫肌瘤、月经不调等。

⚡ 泌尿系统和生殖器为什么会痛

包括泌尿系统和生殖系统的下腹部疼痛神经在内的感觉神经很多会进入脊髓下端被称为骶髓的部分。通向肌肉的运动神经也从这部分出来。但控制泌尿系统的脏器，如肾脏和尿道、膀胱以及前列腺和精巢、子宫、卵巢等的神经是作为自律神经的交感神经和副交感神，不局限于骶髓。

在泌尿器官和生殖器官中，总的来说腰髓支配交感神经、骶髓支配副交感神经。因此泌尿器官或生殖器官的疼痛有时会感觉为下腹部或会阴部、大腿内侧疼痛、腰痛（图3-57）。此外，周围还有大肠、结肠、直肠等消化系统脏器，鉴别疼痛部位很重要。

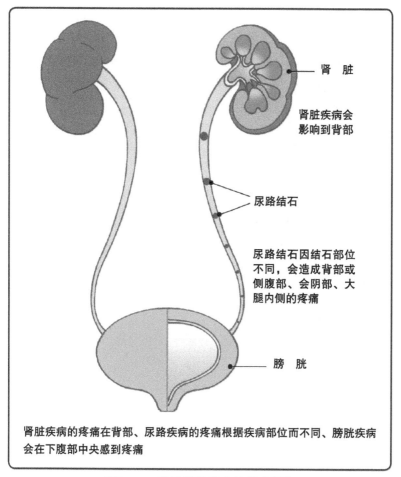

肾 脏

肾脏疾病会
影响到背部

尿路结石

尿路结石因结石部位
不同，会造成背部或
侧腹部、会阴部、大
腿内侧的疼痛

膀 胱

肾脏疾病的疼痛在背部、尿路疾病的疼痛根据疾病部位而不同、膀胱疾病
会在下腹部中央感到疼痛

图3-57 泌尿器官疾病的疼痛部位

　　肾脏在上腹部后面（后腹膜腔），肾脏疾病的疼痛会影响到背部。尿路结石的疼痛根据结石产生的位置造成疼痛部位不同。例如，肾结石可感到背部到侧腹部痛，尿道结石可感到强烈的腰痛、下腹部痛、会阴部痛、大腿内侧痛或男性的精巢疼痛及女性的外阴部疼痛。

当下腹中部疼痛时，可考虑急性膀胱炎或急性前列腺炎、前列腺病、间质性膀胱炎等病。急性膀胱炎多见于女性，急性前列腺炎是男性病并伴随排尿疼痛或尿频等。当下腹侧部疼痛时，除了卵巢疾病外还可能有泌尿、生殖器官之外疾病的可能性，如大肠疾病，需要与专科医师合作治疗。

在感觉到排尿疼痛时，有因为尿道炎或前列腺炎等造成尿道刺激的情况，也有因膀胱炎或膀胱癌、尿路结石等造成排尿疼痛的情况。

泌尿器官疾病的疼痛特征总结如下。

● **肾结石**：单侧背部和腰部有间歇性的剧烈疼痛。结石移动时疼痛的部位转移。

● **肾脏肿瘤**：单侧背部和腰部有持续性的钝痛。

● **尿路结石**：疼痛部位根据结石位置不同而不同，腰部到会阴部或大腿内侧疼痛剧烈。

● **尿道炎**：下腹中部或会阴部排尿时疼痛。还会有尿道异常感觉和热感。

● **膀胱炎**：下腹中部的异常感觉和疼痛。排尿时疼痛增强。尿检是关键。

● **膀胱癌**：初期没有疼痛。严重时会有下腹部疼痛和排尿时疼痛。尿中混有血液而出现血尿。需要进行尿检和MRI检查。

● **前列腺肥大症**：初期没有疼痛。尿频和夜间尿频、排尿障碍是主要症状。肥大程度严重时会有下腹部或会阴部疼痛。需要与前列腺癌进行鉴别诊断。

● **前列腺癌**：初期没有疼痛。严重时会感觉到下腹部和会阴部疼痛。会产生排尿时的疼痛、射精时的疼痛。骨转移则可能在身体各处产生疼痛。需进行血液检查（PSA值）和MRI检查、病理检查。

由于这些疾病产生的疼痛和去除这些疾病时使用的化学疗法和手术疗法的疼痛，需要疼痛门诊与各专科医师合作来缓解。此外，缓解疼痛可使化学疗法和手术疗法的效果提高。

例如，在肾结石或尿路结石的治疗中饮用大量的水或通过点滴补给水分、利用利尿剂排尿时，如进行持续硬膜外阻滞则尿道容易松弛，易将结石排出，没有疼痛且治疗效果较好。

女性特有的疼痛：痛经

月经时发生下腹部疼痛、腰痛等疼痛的疾病（图3-58），严重时会引起日常生活的困难。有不伴随器官性异常的**功能性痛经**及伴随器官性疾病的**继发性痛经**。

痛经的原因是月经时在子宫内膜中形成的生理活性物质——前列腺素过剩。前列腺素使全身的血管平滑肌收缩而引起头痛或呕吐，使子宫过度收缩而引起疼痛。

继发性痛经是因子宫内膜异位和子宫肌瘤、子宫畸形引起的。症状是伴随月经的下腹部疼痛或腰痛、头痛、腹泻、发烧、恶心、呕吐等。

评价痛经的程度，有VRS和VAS两种方法（图4-1）。

作为检查，通过骨盆检查或肛门直肠检查、超声断层造影法等对继发性痛经的有无进行诊断。在对子宫内膜异位、子宫肌瘤、子宫畸形的诊断中，MRI是有效的。此外，怀疑有子宫内膜异位时，可检查血液中的CA125（肿瘤标记物的一种）作为辅助诊断。

在功能性痛经中，如疼痛轻微，服用镇痛药并对病情进行观察即可。镇痛药主要有阻碍前列腺素合成的非类固醇性镇痛药和中药，在月经前开始服用即可。当疼痛严重时，可服用低

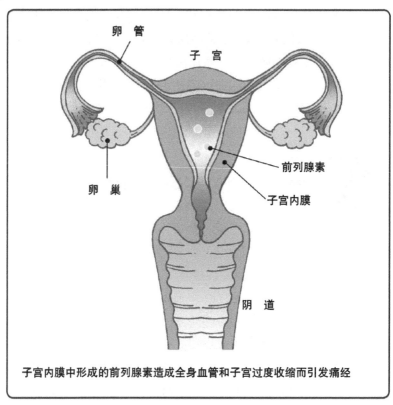

卵　管

子　宫

前列腺素

子宫内膜

卵　巢

阴　道

子宫内膜中形成的前列腺素造成全身血管和子宫过度收缩而引发痛经

图3-58　子宫附属器官和痛经

剂量避孕药减少月经量，改善疼痛。

　　低剂量避孕药对继发性痛经也是有效的。在手术疗法中，有使用腹腔镜将尾椎骨子宫韧带切断而切断韧带内传入神经的方法，也有将尾椎骨前方的神经丛切断的方法。

　　症状强烈时，有时需进行子宫全摘除或卵巢摘除手术。痛经在年轻女性中发生的频率较高，但伴随年龄增长和生产次数的增加会逐渐减轻。疼痛的程度强或高龄依然伴随痛经时，推荐去妇科就诊。

第4章

如何缓解疼痛

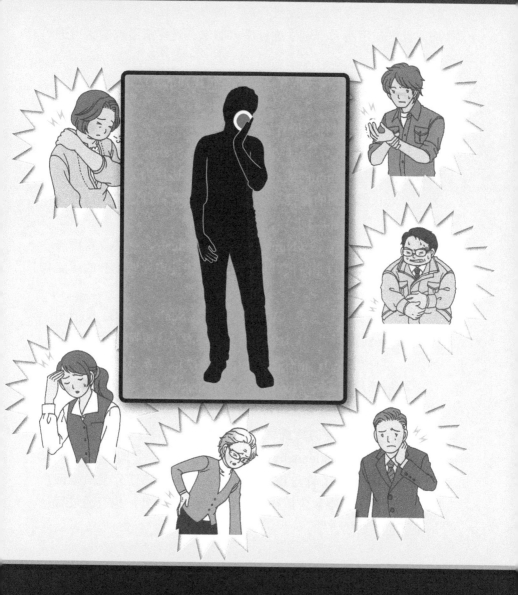

如何评价疼痛？

在临床中对疼痛进行客观评价是困难的。可尝试对皮肤进行电刺激，并对电流强度进行测定的方法来比较疾病造成的疼痛。也可使用肌力测定法进行压力刺激，对疼痛出现的压力进行测定等。

在临床中，主要采取患者主观评价疼痛的方法。

⚡ 对疼痛强度进行评价

对疼痛强度进行评价有如下方法。

① 视觉模拟评分法（Visual Analogue Scale，VAS）：给患者看一张画有100mm的线的细长纸条，左边标为无痛，右边标为至今为止感觉到的最强烈的疼痛，请患者将自己的疼痛程度用铅笔标出来（图4-1上）。

② 数值评定量表（Numerical Rating Scale，NRS）将疼痛强度分为0~10这11个阶段，让患者口头表述现在感觉到的疼痛程度（图4-1中）

③ 口头式评定量表（Verbal Rating Scale，VRS；Verbal Description Scale，VDS）让患者口头表述表示疼痛强度的数值（4种，0：没有疼痛，1：稍有疼痛，2：很痛，3：无法忍受的疼痛）

④ 表情评定量表（Face Rating Scalr，FRS）将疼痛感觉表情化（图4-1下），一般为儿童使用。

作为上述之外的疼痛性质的评价，有麦吉尔疼痛提问表（Mcgill Pain Questionnaire，MPQ）。麦吉尔大学的Melzack博士在1975年制作了将与疼痛相关的多数单词进行分类的提问表，其简易化模型被应用在心理学领域中。此外，也有通过行动来评价疼痛的方法。

视觉模拟评分法

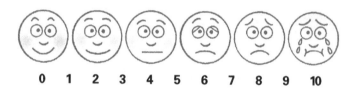

0mm
无痛

100mm
最强烈的疼痛
（痛得要死）

数值评定量表

0：无痛
2：有点在意的疼痛
4：比较在意的疼痛
6：影响工作的疼痛
8：勉强可以忍受的疼痛
10：想去死的疼痛

1：稍有一点痛
3：在意的疼痛
5：非常在意的疼痛
7：无法工作的疼痛
9：无法忍受的疼痛

表情评定量表（FRS）

0 1 2 3 4 5 6 7 8 9 10

图4-1 疼痛强度的评价

 # 如何诊断疼痛？

可采用临床药理学上的方法诊断疼痛。如进行交感神经节阻滞疗法后疼痛停止，则可断定为缺血性疼痛；口服消炎药和镇痛药后，如果疼痛缓解，则可断定为炎症引起的疼痛；通过服用抗痉挛药物疼痛消除，则可断定为是与痉挛相关的疼痛；

服用抗忧郁药物或精神药物后疼痛缓解，可断定为心因性疼痛。这种诊断法称为药理学诊断法（表4-1）。

表4-1　疼痛的药理学诊断法

方　法	效　果	诊　断
1. 交感神经节阻滞	皮肤温度上升，疼痛减轻	缺血性疼痛
2. 口服消炎药和镇痛药	炎症和疼痛减轻	炎症性疼痛
3. 上述方法也无效时	无	神经障碍性疼痛（神经性疼痛）
4. 服用抗焦虑药物	疼痛减轻、焦虑消失	焦虑紧张性疼痛
5. 服用抗忧郁药物	忧郁症状减轻、疼痛减轻	心因性疼痛

为了观察脑内存在的麻药性物质的作用，可通过观察钠洛酮的效果来选择镇痛药。

疼痛的个体性非常强，表达方式也多种多样，单凭疼痛难以对病态进行判断。前面所述的VAS或NRS方法在临床上使用较多，这些方法根据患者测试时的心理状态发生变化。

心情忧郁时数值变高、有背景音乐等时数值变低。此外，天气也会引起数值变化。如寒冷程度和高湿度、低气压等情况会使数值变高。

原因存在于与情绪相关的大脑边缘系统（海马和扁桃体等）以及自律神经中枢的下丘脑中（图1-12、图2-3、图2-4）。因此，在疼痛的诊断和治疗中，需要进行量身定制的治疗。

笔者认为，下丘脑有个眼睛看不到的、安静的引擎。这里是所有身体信息最终的共同通路，它控制交感神经活动和荷尔蒙，与疼痛密切相关。将该引擎作为治疗对象是困难的，需要对影响引擎功能的各种因素综合诊断而进行治疗。

缓解疼痛的方法

如上节所述，作为缓解疼痛的方法，在炎症性疼痛时使用消炎镇痛药；对末梢循环不良引起的疼痛进行交感神经节阻滞或体干神经的选择性阻滞（用低浓度麻药，对节后交感神经节后纤维进行阻滞）；对因心性疼痛使用抗忧郁药和抗痉挛药物或通过物理性刺激（包括电刺激）活化身体中的内因性镇痛机制等。当这些原因混合存在时（如癌症疼痛等）可以考虑使用麻药等。图4-2、图4-3显示了该策略的概要。

其中，不用药物、活化内因性镇痛机制或通过神经阻滞改善循环系统等是没有副作用且最可行的方法[1][2]。

但在实际临床中，疼痛因素复合作用，很多时候没有这么简单。患者的体质或性格、性别、年龄、职业、病历、气候等也会对疼痛的产生机制有复杂的影响。

因此，很多时候只能量身定制地选择治疗方法。也就是说，**循证医学**（evidence-based medicine）是重要的，但**叙事疗法**（narrative-based medicine）也很重要。

癌症疼痛基本上与慢性疼痛的情况相同，由于疼痛会被记忆，所以早期充分缓解疼痛是很重要的。此外也有报道说通过充分缓解疼痛可抑制癌症引发的多种并发症。

另外，虽说麻药产生的副作用可充分得到控制。但也有用麻药也无法缓解的癌症疼痛，占癌症疼痛的15%~30%，对于这样的患者需要并用其他方法，即通过神经破坏药物永久阻滞神

---

1) 下地恒毅编著《刺激镇痛的所有》（新兴医学出版社出版，2010年，p17~p36）

2) Chou R, Atlas SJ, Stanos SP, Rosenquist RW.:Nonsurgical interventional therapies for low back pain: a review of the evidence for an American Pain Society clinical practice guideline. Spine 2009;34:1078-93.

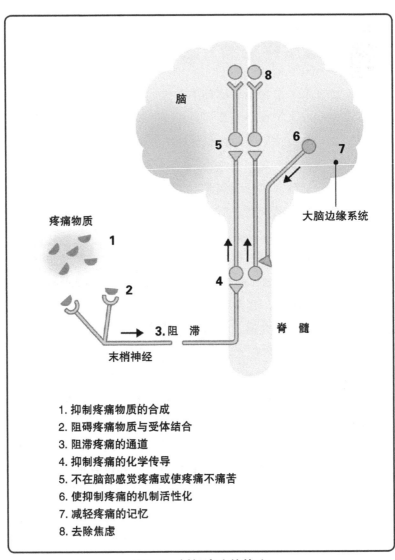

图4-2 缓解疼痛的策略I

经的方法或外科疗法。

在慢性疼痛疾病中，特别是神经性疼痛很不容易缓解。例

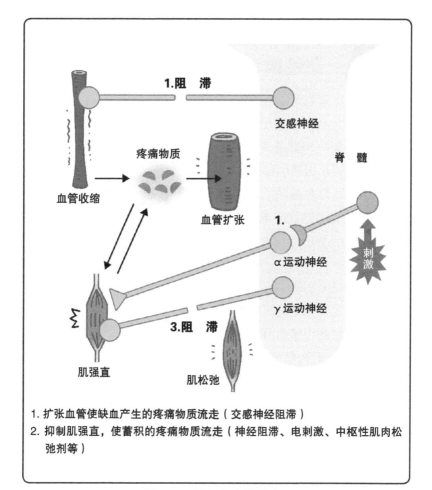

图4-3 缓解疼痛的策略Ⅱ

如，带状疱疹后神经痛或外伤后出现的复杂性局部疼痛综合征等。这些疼痛的产生机制还没有被充分阐明。

如前所述，在脑内和脊髓内构建病性神经元网状结构也是该机制的一部分。换句话说，脑和脊髓的神经元可塑性（通过外部刺激神经元发生功能性、结构性的变化）也会产生病性变化。

切断交感神经过度紧张造成的恶性循环

慢性疼痛也是一种压力因素。此外，精神压力也会引发慢性疼痛。大脑皮质接受压力因素并作用于大脑边缘系统，在这里产生不愉快和痛苦等情绪。该状态持续会造成大脑整体的控制功能障碍，出现忧郁症。

此外，信息被从大脑边缘系统传导至下丘脑这个自律神经和荷尔蒙的中枢，造成交感神经活动过度紧张。交感神经过度紧张是一切不好症状的元凶。

慢性疼痛和压力、失眠、交感神经紧张相互作用引发神经亢进，需要分别治疗（图2-8、图4-4）。在疼痛门诊进行的神经阻滞，大部分是交感神经阻滞。

这些症状很多时候原因在于全身的交感神经过度紧张。造成交感神经紧张状态的原因一个是全身性的，心情是一个因素，另外一个是局部反射性的交感神经紧张。局部反射性的交感神经紧张扩散到周围且程度强烈时会刺激脑造成全身的交感神经过度紧张（图1-2，图4-4）。持续性的交感神经紧张，会使各种疾病恶化或加剧。

如有局部反射性交感神经过度紧张，可进行交感神经节阻滞，使血管扩张，缓解症状。

如果是心因性交感神经过度紧张，根据其原因，可使用抗焦虑药物、抗忧郁药物等来抑制交感神经过度紧张。也可使用平衡感好的抗焦虑药物、抗忧郁药物以及进行交感神经节阻滞来缓解症状。

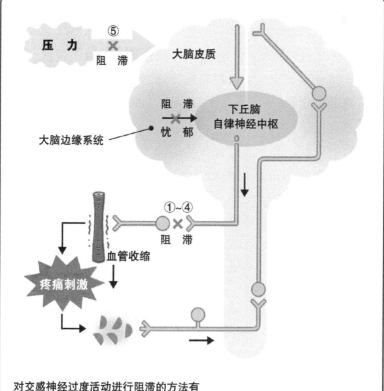

对交感神经过度活动进行阻滞的方法有

① 星状神经节阻滞：头部和面部、颈部、上肢、胸部（心脏）等部位的缺血性疼痛

② 胸部交感神经阻滞：心脏神经症、上肢多汗症、Buerger病等

③ 腹部交感神经阻滞：内脏疼痛（急性、慢性胰腺炎、癌症疼痛等）

④ 腰部交感神经阻滞：下肢的缺血性疼痛

⑤ 阻滞全身的交感神经过度活动

图4-4 在交感神经过度活动的部分（①～④）对疼痛的恶性循环进行阻滞，或在助长其活动的部位进行阻滞

阻断疼痛记忆

在神经科学领域中，经常用到神经可塑性这个说法。如前所述，与学习和记忆的机制相似，疼痛引起的神经可塑性（也就是疼痛的记忆）起着重要的作用。已知疼痛持续时，传递疼痛的末梢神经（第1级神经元）的受体、脊髓、突触（神经和神经之间的缝隙，在这里进行神经的化学传导）的化学传导发生变化，由此进行神经网络的再构建，可使病性神经活动持续（图4-5）。

在对疼痛记忆的研究中，诞生了"先行镇痛"的概念，此概念在临床上也得到了应用。例如，为避免手术引起的疼痛刺激，使手术后不发生疼痛，手术前就应进行强力镇痛，防止手术后产生疼痛[1][2]。

在慢性疼痛的疾病中，疼痛记忆与实质性病情有多少关联度还没有得到证明。但是，早期治疗可阻断疼痛的恶性循环。此外，在疼痛记忆形成前开始治疗也是必需的。

在神经组织的损伤修复过程中，为什么疼痛会一直持续，即疼痛为什么会被记忆，其机制还没有被阐明。但疼痛持续不仅会影响自律神经功能，也会影响精神功能。疼痛本身不仅是病性的，也会使其他疾病恶化。

疼痛被记忆而持续，记忆被再现而伴随情绪波动，即疼痛持续会造成焦虑和忧郁等精神疾病。

1) Aida S,Yamakura T, Baba H,Taga K,Fukuda S,Shimoji K.:Preemptive analgesia by intravenous low-dose ketamin and epidural morphine in gastrectomy:a randomized double-blind study. Anesthesiology.2000;92:1624-30.

2) Aida S,Fujihara J,Taga K,Fukuda S,Shimoji K.;Involvement of presurgical pain in preemtive analgesia for orthopedic surgery:a randomized double blind study.Pain.2000;84:169-73.

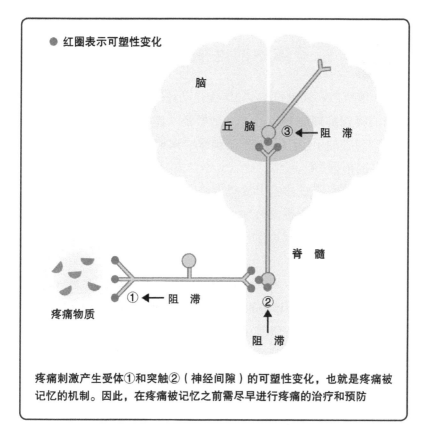

图4-5 阻滞疼痛刺激，速度是重要的

　　因此，对于疼痛需尽早缓解，这是阻止疼痛记忆形成的对策[1]。

1）Boonriong T,Tangtrakulwanich B,Glabglay P,Nimmaanrat S.:Comparing etoricoxib and celecoxib for preemptive analgesia for acute postoperative pain in patients undergoing arthroscopic anterior cruciate ligament reconstruction:a randomized controlled trial. BMC Musculoskelet Disord.2010 Oct 25;11:246.

使身体中的疼痛抑制机制活性化

如前所述，20世纪60~70年代就已经知道生物体中存在应对疼痛的疼痛抑制机制。闸门控制学说（图1-5）是对临床中的各种物理去痛手法（如脊髓电刺激或末梢神经电刺激、针灸刺激等）的依据[1][2]。

在脊髓的硬膜外腔中放置电极，插入柔软的硬膜外麻醉用导管，用微弱电流刺激皮肤，可有镇痛效果[3][4]。此镇痛效果是因脑内的镇痛机制被活性化，命令脑内的麻药状物质[5]参与其中而产生的。

也就是说，脑中本来就存在麻药状的镇痛物质可对自身的疼痛进行抑制。使该镇痛机制活性化是自然的治疗方法。

已知通过脑和脊髓等中枢神经刺激和其他物理性刺激可造成脑和脊髓中的类鸦片物质游离。也就是说，中枢神经自身具有镇痛结构，作为上行性或下行性的镇痛抑制系统进行着生理性活动（图4-6）。

对于使用药物和神经阻滞等方法无法治愈的顽固疼痛，可使用对脑和脊髓进行刺激的镇痛法。

1） Reynolds DV.:Surgery in the rat duing electrical analgesia induced by focal brain stimulation Science.1969;164:444-5.

2） Shealy CN,Mortimer JT,Hagfors NR.;Dorsal column electroanalgesia.J Neurosurg.1970;32;560-4.

3） 下地恒毅、东英德、加纳龙彦、浅井淳、森冈亨：通过局部通电去除疼痛的尝试 Electrical management of intractable pain.麻醉20：444-447，1971.

4） Shimoji K，Higashi H，Terasaki H，Morioka T，Clinical electroanesthesia with several methods of current application.Anesth Analg.1971;50:409-16.

5） Hu J,Smith TW,Kosterlitz HW,Futhergill LA,Morgan HA,Morris HR,Identification of two related pentapeptides from the brain with potant opinate agonist activity. Nature.1975; 258: 577-80.

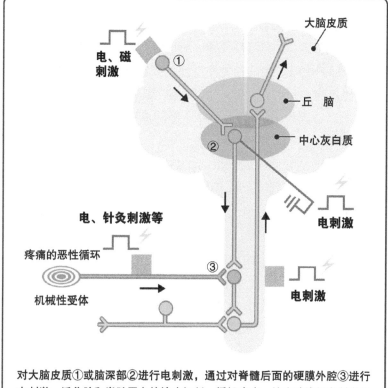

对大脑皮质①或脑深部②进行电刺激，通过对脊髓后面的硬膜外腔③进行电刺激，活化脑和脊髓原有的镇痛机制，缓解疼痛。给皮肤施加电刺激或通过针灸取得镇痛效果

图4-6　将身体中原有的镇痛机制活性化

 # 疼痛的临床治疗方法

　　缓解疼痛的方法包括对于炎症疼痛给与消炎镇痛药；对于末梢循环不良引起的疼痛进行交感神经节阻滞或者体干神经选择性神经阻滞；对于顽固的强烈疼痛使用麻药；对于心因性疼

痛使用抗忧郁药、抗痉挛药或物理性刺激使中枢神经内原有的疼痛抑制机制活性化等。

癌症疼痛基本上与慢性疼痛一样，应尽早采取充分的疼痛缓解措施，抑制由癌产生的各种并发症，控制麻药产生的副作用。

慢性疼痛的原因也是多种多样的，其产生机制还没有被阐明。其中，心因性疼痛最难缓解。推测原因为脑和脊髓内神经元的可塑性。

作为治疗，可采用如下策略①将神经细胞连接处的病变状态变回正常的连接状态；②使病性状态的结果，即疼痛变成不会产生不愉快的状态；③针对神经细胞的病性结合，制造其他新的结合，调制疼痛信息；④使疼痛的抑制机制活性化等。可使用各种手段进行综合性治疗。

⚡ 神经阻滞

神经阻滞是将注射针推进到神经附近，其目的是针对慢性疼痛疾病①通过阻滞传递疼痛的神经活动抑制疼痛感觉的传导；②通过阻滞交感神经，扩张血管，改善血液循环；③阻滞γ运动神经缓解肌肉紧张。这种选择性阻滞细小神经的方法称为体干神经的选择性阻滞。硬膜外阻滞的如图4-7所示。

硬膜外阻滞可保留与身体姿势和运动相关的感觉神经的功能，阻滞传递疼痛感觉的细小C纤维或细小节后交感神经纤维，通过阻滞消除病性疼痛，增加血流。

消除疼痛而增加血流是此治疗方法的根本。特别是通过增加血流改善局部的血液循环，可预防因神经阻滞产生的慢性疾病。这是切断病性疼痛造成的恶性循环（图2-1、图2-8），恢复正常体内平衡的方法。

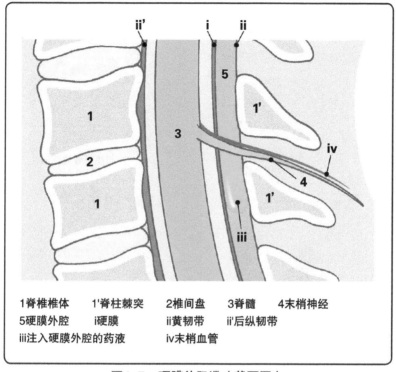

1脊椎椎体　　1'脊柱棘突　　2椎间盘　　3脊髓　　4末梢神经
5硬膜外腔　　i硬膜　　　　ii黄韧带　　ii'后纵韧带
iii注入硬膜外腔的药液　　iv末梢血管

图4-7　硬膜外阻滞（截面图）

⚡ 电刺激疗法

　　有很多应用于电疗法中的仪器得到了开发[1]。电器店也在销售普通家庭中可使用的经皮神经电刺激装置。该装置使用电脉冲波对末梢神经进行刺激，这是基于闸门控制学说（图1-5），为控制疼痛的化学传递而研发的。另外，还有结合中医医学中针灸治疗的针灸刺激法。该方法不是直接刺激末梢神经，而是刺激身体的穴位。针灸刺激法可在针灸院和部分医院中进行，其见效的机制还没有被充分阐明（图4-8）。

---

1)　下地恒毅（著）《疼痛诊所的理论和实际》（1988年，新兴医学出版）p129~p131。

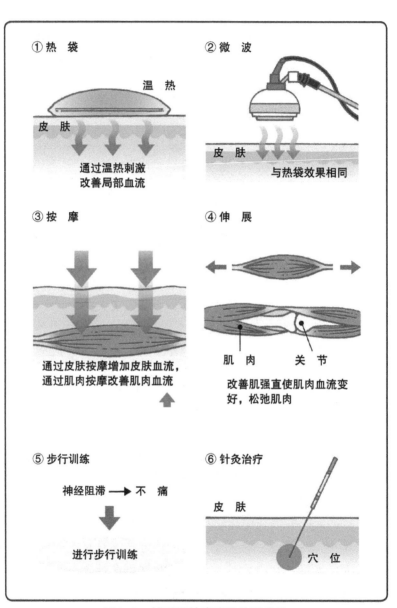

图4-8 针对慢性疼痛的物理疗法

还有脊髓背根入髓区切开术。脊髓的硬膜外有被称为硬膜外腔的空间，此方法是在硬膜外腔里插入细小电极，对疼痛部位进行刺激[1][2]。该方法可对付顽固的疼痛。

脑深部刺激和脑表面刺激是将与脊髓电刺激中相同的细小电极植入脑部而进行电刺激的方法。这个方法应用于治疗各种没有反应、治疗困难的病例，目的在于使下行性疼痛抑制系统活性化。

最近也在进行经皮的迷走神经刺激法。该方法针对迷走神经从脑部延伸出来、沿颈部下行的部分，在皮下植入电极进行刺激，可抑制交感神经过度紧张或使副交感神经活性化。此方法不仅针对疼痛，对老年痴呆症或部分癫痫、忧郁症等神经疾病以及心功能不全等循环系统疾病也可应用。

⚡ 多种物理疗法

康复疗法多数都是物理疗法。通过使用热带和微波进行温热疗法而改善局部血液循环；通过按摩改善肌肉僵直而改善血流；通过伸展体操矫正关节的活动，使其容易活动[3]。

在因疼痛造成步行困难时，可与疼痛门诊合作，采用神经阻滞疗法去除疼痛后进行步行训练。最有效的物理治疗方法是患者本人坚持步行及进行柔软体操等适合自己的运动。

针灸治疗也属于物理疗法。按照中国传统的经络学说，针对各自的疾病和疼痛进行穴位针灸治疗。但其作用机制还没有被阐明。

⚡ 微创手术

微创手术是指不会太对身体造成负担、尽量采取小伤口、

1) 下地恒毅（编著）《刺激镇痛的所有》（2010年，新兴医学出版）p1~p51。
2) Shimoji K:Spinal cord stimulation and recording technique,Neuromonitoring for the Anesthesiologist,edited by Koth A,Soan T,Toleikis R,2010,in press.
3) 下地恒毅（编著）《所有的电镇痛》（2010年，新兴医学出版）2010;p55~p99。

侵袭少的手术方法。随着神经阻滞疗法的发展及其应用、内视镜的发展，现在能够进行这种手术。

比如，椎间盘突出，以往都是通过手术进行椎板切除术。现在可以将阻滞针经皮插入引起椎间盘突出的椎间盘，进行减压或摘除（图4-9，图4-10）。这种方法有必要进行长期的跟踪调查。

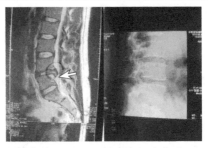

椎间盘的髓核突出到椎管中。X光片表示了经皮向椎间盘刺入针进行减压的手术情况。上侧的针是以引导为目的刺入的

图4-9　椎间盘突出（42岁，男性）的MRI（左）和经皮椎间盘减压手术的X光片（右）

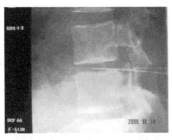

在局部麻醉下用细小的针经皮进行椎间盘减压手术。椎间盘突出是指突出的椎间盘机械性压迫神经和血管引起的疼痛。如何用最小的侵袭得到最大的效果是一个挑战

图4-10　经皮椎间盘减压（摘除）手术中的X光片

⚡ **疼痛的治疗药物**

疼痛的治疗药物是千差万别的。

在炎症性疼痛中多用消炎镇痛药，也有合剂。在效果不明显或有副作用时（出现药疹或胃痛），需改变药物处方。

抗癫痫药物对于缓解部分因心性疼痛是有效的，其作用机制不明。可能是因为增强了脑内抑制性传递物质 γ 氨基酸的作用造成的。同样的，卡马西平是抗癫痫药物，在三叉神经痛等发作性神经痛中效果显著。

但抗癫痫药物会产生困倦和幻觉、眼晕、血液变化等副作用，需要在与医生充分保持联系的基础上使用。此外，定期的血液检查也是必要的。

中药和部分香草类植物有时也会显现出效果，但作用机制不明。无论如何，应尽量少用药物进行治疗。

如同时伴随有强烈的忧郁症状，可同时使用抗忧郁药；如有焦虑症状可使用抗焦虑药物。但药物并用可能会使副作用增大。

治疗手段如何组合会影响疼痛治疗和预防的效果。

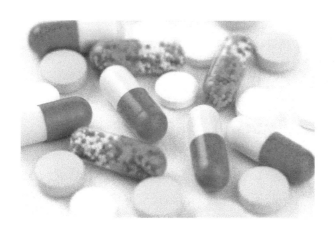

疼痛门诊是什么?

疼痛门诊指主要治疗伴随疼痛的疾病和缓解疼痛的门诊。在日本主要是指疼痛门诊学会专科医师在诊的门诊。

在疼痛门诊处理的疾病包括①以疼痛的治疗为主;②疼痛慢性持续时,身体有因疼痛造成的焦虑、失眠、忧郁等;③焦虑引起身体疼痛、忧郁引起的身体疼痛;④身体疼痛造成身体活性降低,日常生活活性降低。疼痛门诊通过采取治疗和预防性手法,对患者的生活习惯进行指导和支持。

疼痛门诊针对多种疼痛的原因,使用多种方法应对,并进行预防性治疗,矫正生物体体内平衡的混乱。另外,缓解身心的疼痛需同时参照患者的身体功能和生活经历、生活习惯,并与其他科室合作对患者进行预防性的管理。

治疗的手法各医院多少会有不同,但主要是采取神经阻滞疗法、药物疗法、电刺激疗法、微创疗法、心理疗法、物理疗法等(表4-2)。

15条自己能做的疼痛治疗及预防方法

从临床研究和临床经验来看,笔者向患者推荐如下15条预防疼痛的方法(图4-11)。

⚡ 疼痛抑制机制活性化

这是最自然的恢复自身能力的方法。包括①进行坐禅和瑜伽等;②科学的催眠疗法;③进行皮肤电刺激和针灸刺激等物理性刺激。

表4-2 疼痛门诊中的各种疗法

1 神经阻滞

（1）使用低浓度局部麻醉药进行选择性神经阻滞：如硬膜外阻断等
（2）使用局部麻醉药进行交感神经节阻滞：如星状神经节阻滞等
（3）使用神经破坏药物进行体干神经或自律神经阻滞：如三叉
　　　神经阻滞、根神经阻滞、胸部及腰部交感神经节阻滞等
（4）全脊髓阻滞：采用以上的阻滞等无效时

2 局部麻醉、氯胺酮、麻药静脉点滴：
通过点滴缓解全身疼痛

3 电刺激疗法
（1）硬膜外脊髓电刺激法
（2）脑深部电刺激法
（3）经皮电刺激法

4 电凝固法

（1）躯体神经系统交感神经电凝固：
　　　三叉神经节、腰部及胸部交感神经节
（2）椎间盘电凝固法、摘除术、减压术
（3）脊髓背根入髓区切开术（凝胶状物质破坏术，DREZL）

5 其他治疗方法

蛛网膜下阻滞、局部静脉内阻滞、持续神经阻滞（体内植入
式）、病人自控镇痛（PCA）、冷冻镇痛法、生物反馈法、催
眠法、安慰剂镇痛等

⚡ 锻炼肌肉

肌肉的僵硬和疼痛除了因外伤引起之外，大多数情况下是因为肌肉中没有充分的血流。所以要经常活动身体使肌肉的血液循环变好（图3-28）。但是，如勉强去做则会产生逆反效果，需要注意。也就是说，在不勉强的程度内，经常活动身体使肌肉放松，由此促进全身的血液循环，其中步行是最具效果的。

⚡ 温暖身体

在温泉或浴池中泡澡以促进血液循环。入浴后注意不要着凉。神经阻滞疗法的重要目的之一是改善局部血液循环。温热疗法或按摩等康复疗法也能改变局部血液循环。

⚡ 缓解肌肉紧张

可进行各种放松来缓解肌肉紧张。例如，伸展体操、瑜伽、按摩等可以使骨、肌肉、肌腱等处的血液循环改善，组织营养变好。同时，听音乐和看电影、游戏、旅游、饲养动物、与要好的朋友聊天、做自己感兴趣的事等也可缓解肌肉紧张。

⚡ 工作中不要焦虑

如将工作做到一半就放下，可能会引起交感神经紧张。通常认为这与疼痛无关，但对工作的人来说却是很重要的。

因为未完成的工作会成为持续性的压力影响大脑边缘系统而造成忧郁状态，或通过下丘脑使交感神经处于紧张状态。因为，患者不要只看工作成就评价自己，而要看到正在努力的自己，保持心情稳定来促使自律神经稳定。

⚡ 做快乐的事

尽量做快乐的事，使副交感神经活跃，控制交感神经过度兴奋，保持自律神经稳定。这是因为副交感神经活跃可促使脑下垂体分泌的荷尔蒙处于正常水平。这就是"生活从心理开始"的道理。

❹ 控制饮酒，不要抽烟

适量的酒精会在改善全身血液循环的同时让人变得愉快，同时对大脑边缘系统也会产生积极作用。但是，酒精的"适量"存在人种差别和个体差异。

通常说的男性可每天饮酒180ml，女性每天饮酒135ml只是平均值，并不适用于每个人。喜欢喝酒的人需定期检查肝脏功能。饮酒过量造成酒精依赖症的话，治疗会很困难。

疼痛患者严禁吸烟。烟草中含有的尼古丁会使血管收缩，神经阻滞的效果会消失。另外，烟草的烟雾中存在多种有毒物质。

如经常与烟草接触，就会引起细胞变异，细胞核中的基因会产生问题。不只是对心脏和血管，也会对所有的细胞产生危害。

而周围的人则会受到大于吸烟者的健康危害。最近，从吸烟者所在房间的墙壁和地板中发现了强有力的致癌物质。这说明吸烟者在没抽烟的时候也会将致癌物质散播到空气中。

❹ 保证充足的睡眠

失眠会引起交感神经紧张，并通过大脑边缘系统导致忧郁状态。失眠和忧郁都会助长疼痛。而改善生活节奏会对睡眠产生好的影响。

❹ 凡事适可而止

人的生理活动是有上限的，长期超负荷工作和超负荷运动都会破坏体内平衡。这会成为疾病和疼痛的原因或恶化的元凶。因此，笔者将此方法称为"差不多学说"，并向周围的人们推荐。

❹ 控制饮食量

过多饮食不单是造成肥胖的原因，体重增加也会使脊椎和膝关节、股关节、脚关节过于承重，引发各种伴随疼痛的疾病，如椎间盘突出或变形性膝部综合征等。

⚡ 疼痛要尽早治疗

疼痛不但会记忆在脑和脊髓中，甚至会记忆在末梢神经中。尽早进行治疗和预防，使疼痛不被记忆，可防止慢性疼痛并预防其恶化。

⚡ 镇痛药的使用要适量

很多镇痛药都是消炎镇痛药，效果较强的药物副作用也较大。很多药物都对消化道有影响。

因此镇痛药要使用副作用较小的药，如长期服用需要定期进行血液检查。通常每三个月进行一次，这个检查同时也是对药物副作用的检查和全身健康状况的检查。这就是"与其用药，不如养生"的道理。

⚡ 习惯疼痛

如通过检查确定了疼痛的原因，一定程度上需要患者适应疼痛。通过适应可使压力变小、疼痛减轻。

⚡ 进行腹式呼吸

进行腹式深呼吸，尽量延长呼气时间，在呼气终了时腹肌用力。该呼吸法可使副交感神经活性化，控制交感神经的过度活动。

⚡ 重视生活规律

尽量固定早上起床的时间，确保身体的节奏感，可以使自律神经稳定，并确保身体的体内平衡。起床时间按照本人的工作和生活来决定即可。

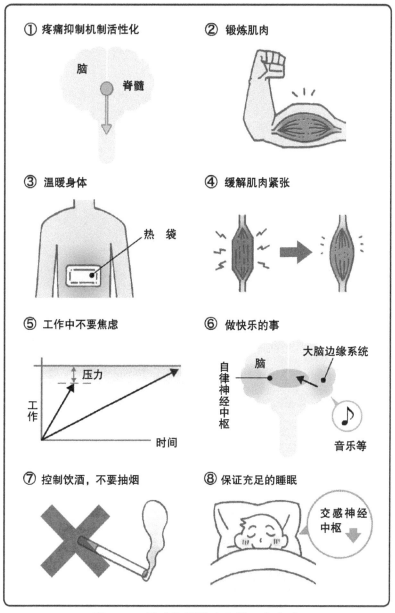

图4-11 治疗和预防疼痛的15条方法

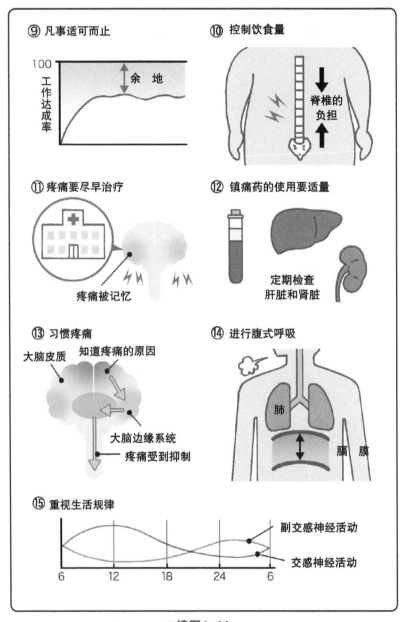

⑨ 凡事适可而止

100
工作达成率
余 地

⑩ 控制饮食量

脊椎的负担

⑪ 疼痛要尽早治疗

疼痛被记忆

⑫ 镇痛药的使用要适量

定期检查
肝脏和肾脏

⑬ 习惯疼痛

大脑皮质　知道疼痛的原因

大脑边缘系统
疼痛受到抑制

⑭ 进行腹式呼吸

肺

膈 膜

⑮ 重视生活规律

副交感神经活动

交感神经活动

6　12　18　24　6

续图4-11

癌症疼痛是否有治疗方法（缓解护理）？

如前所述，癌症初期并不能感到疼痛，这也是延误癌症早期发现的原因。癌症严重时，50%～80%的患者会感到疼痛。癌症疼痛的原因如图4-12所示。根据图中所显示的疼痛原因进行治疗，目的在于缓解身体和心理的疼痛。

根据世界卫生组织（WHO）的定义"缓解护理，是对于生命受到疾病威胁的患者及其家属，从患病早期开始，就对患者的疼痛、身体上的问题、心理社会学问题、精神问题进行适当评价，并通过对患者的身体障碍进行预防和应对，来提高其生活品质"[1]。

也就是说，缓解护理是根据患者的状况，对缓解患者的身体症状和解决其精神心理学问题进行帮助，不只是在癌症晚期，在治疗初期就需要与治疗一起并行进行。

下面对缓解护理的历史稍加说明。1967年在英国经Cecil Sounder女士的努力诞生的St. Christopher's Hospice是以缓解护理为目的建设的最初机构。

1981年，日本在圣隶三方原医院中建设了圣隶缓解护理机构；1984年建立了淀川基督教缓解护理机构；1990年，对于具备一定设施、人员配置的缓解护理病房，导入了定额诊疗报酬制度；2002年，普通病床也可在一定条件下对缓解护理加算诊疗报酬。

日本缓解护理协会的资料显示，2010年，日本只有203个缓解护理机构，4065个病床，只占当时34万余人的癌症死亡患者

---

1) WHO Techinical report Series 804:Cancer Pain Relief and Palliative Care-Report of a WHO expert Committee,1990

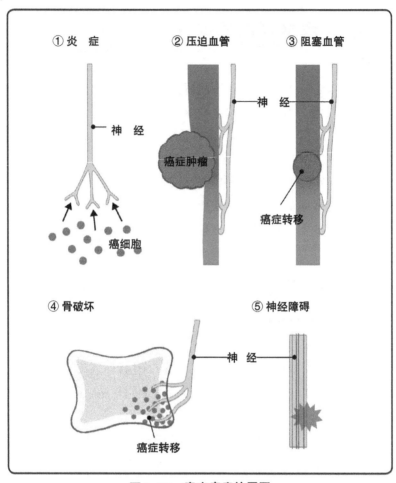

图4-12　癌症疼痛的原因

的13%左右，处于严重不足的状态。之前日本的医疗都是以治愈疾病为目的的，因此缓解护理的重要性没有得到充分认识。由于每3个死亡者中就有1人因癌症死亡，所以我们需要进一步充实缓解护理，国家也需要给予充分的支持。**表4-3**中给出了基本计划。

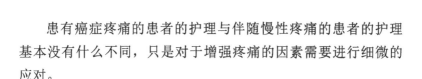

　　患有癌症疼痛的患者的护理与伴随慢性疼痛的患者的护理基本没有什么不同，只是对于增强疼痛的因素需要进行细微的应对。

表4-3　日本厚生劳动省健康局关于癌症性疼痛的计划

1	为了全日本都能尽早开始提供合理的缓解护理，需要从事与癌症诊疗相关的所有医生都认识到缓解护理的重要性，掌握其知识和技术。充实大学毕业前教育中关于缓解护理的教育，并以医生为对象开展启蒙教育和缓解护理的研修活动。
2	为进行高质量的缓解护理，需要培养具备缓解护理相关专业知识和技术的医生、精神肿瘤医生、缓解护团队。进行研修的同时，在地方普及缓解护理的教育以及健全各种机制。
3	在治疗初期阶段就要使缓解护理充实化，通过诊断、治疗、在宅疗养、医疗等各种手段无间隔地实施缓解护理。以定点医院为中心，通过缓解护理团队和缓解护理医院、缓解护理病房、在疗疗养支援诊疗所等进行合作。
4	为了在家也能获得适当的缓解护理，需要设置能够提供专业缓解护理门诊的定点医院。此外，作为癌症对策可推进基本计划中的个别目标，增加与癌症治疗相关的、学习过缓解护理基本知识和基本技能的医生数量，设置具备缓解护理相关专业知识和技能的缓解医疗队，在了解癌症患者意向的基础上，增加在家中或居住地区进行治疗的患者数。

◆ 对癌症晚期疼痛的治疗

　　我们将癌症晚期患者的疼痛治疗的基本想法总结如下。

> ① 对患者及其家属的身体、精神上的护理很重要。
> ② 疼痛应当及早应对（疼痛会被记忆）。在开始癌症治疗的同时，对疼痛进行治疗和护理。
> ③ 尽早开始充分地使用类鸦片等麻药。
> ④ 类鸦片物质的投药从单纯方法（经口给药）开始，不给患者造成过分的负担。
> ⑤ 只要有病性疼痛，就不会产生麻药依赖和耐性。
> ⑥ 麻药的投药量原则上没有限制。
> ⑦ 对于使用麻药产生的并发症随时进行监督和处置（充分应对并发症）。
> ⑧ 晚期患者的护理不只包括对患者的护理，也包括对其家属的护理。
> ⑨ 对于晚期患者的护理，要根据个人情况，考虑患者的嗜好和人生观、宗教观、经济、职业等。

185

⑩ 对癌症疼痛的治疗，需要癌症专科医师和疼痛诊疗医师、药剂师、护士、工程师、法务人员，有时候需增加宗教人员等团队医疗[1]。

如何应对手术后的疼痛？

对于手术谁都会感到焦虑。有报告指出在这种焦虑中，最大的是对手术中的疼痛和手术后的疼痛的焦虑。

在20世纪中期开始，手术中的疼痛已基本得到了解决。这是因麻醉药物的开发和手术中的全身管理学的发展，首先要归功于麻醉药物的开发。

其次是对手术和麻醉药引起的呼吸和循环的管理学的发展。例如，进行肺部手术时，人工呼吸只要针对一侧的肺部就可以进行。此外，替换肺和心脏时，人工呼吸装置可以代替心脏和呼吸的功能。脏器移植的发展也是源于对于手术中、手术后的全身管理的发展。

然后是手术后的疼痛和心理护理。手术后的疼痛问题很多时候都是能得到解决的。因为使用麻药以及持续性的神经阻滞可在很多机构中得以施行。另外，患者感觉疼痛时，也可随时将镇痛药或麻醉药自行给药。

此外，大手术后会在集中治疗室进行疼痛、呼吸、循环等全身的集中管理，因此不需要担心。此外，对手术后的疲劳感和疲惫感医院也能够进行充分应对。

成为问题的是对患者心理的管理。在全身麻醉尚未苏醒、没有意识的状态下，患者也许不会感到不安，但患者有意识后

1） Agarwala S S,Hahn KL,Nicholson B:Revisiting Pain Management in Cancer Patients:Breakthrough Pain and Its Treatment.MedScap.released:07/01/2009.

就会对集中治疗室的声音和光线、自己的体位、身体的自由度产生意识，引起焦虑和紧张。

对此，护士可以晚上尽量将灯光打暗、医护人员在工作时尽可能保持安静、人工呼吸机等机器的声音尽量安静。某些医院可以根据患者个人的喜好播放音乐。与此同时，患者可尽早开始活动身体加快术后的恢复。

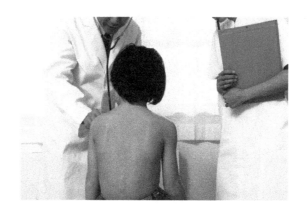

结束语

在疼痛的治疗和护理中，医生如何感受到患者的疼痛是非常关键的，也是十分困难的。因为他人的痛苦没有经历过无法知道。即使经历过，疼痛的种类和程度也不一样。每个患者对疼痛的表达和感受或疼痛对每个患者日常生活产生的影响也是不一样的。

在治疗中，不光需要科学知识和优秀的技术，更需要医生理解患者的心情，与患者展开协同作战。为此，建立患者和医生以及医护人员之间的信任关系是必要的。另外，患者也需积极参与。

假如我能缓解一条生命的疼痛，或者平息一种痛苦，或者帮助一只昏厥的知更鸟再次回到巢中，我就不会虚度。
——艾米莉·狄金森（美国诗人，1830~1886年）

下地恒毅